How to
PREVENT DEMENTIA

UNDERSTANDING AND MANAGING
COGNITIVE DECLINE

认知/重塑

RICHARD RESTAK

[美] 理查德·雷斯塔克 —— 著

田盈春 —— 译

中信出版集团 | 北京

图书在版编目（CIP）数据

认知重塑/（美）理查德·雷斯塔克著；田盈春译
. -- 北京：中信出版社，2024.6
　书名原文：How to Prevent Dementia:
Understanding and Managing Cognitive Decline
　ISBN 978-7-5217-6648-6

　I.①认… II.①理… ②田… III.①阿尔茨海默病
－防治　IV.① R749.1

中国国家版本馆 CIP 数据核字（2024）第 107154 号

认知重塑
著者：　　［美］理查德·雷斯塔克
译者：　　田盈春
出版发行：中信出版集团股份有限公司
　　　　　（北京市朝阳区东三环北路 27 号嘉铭中心　邮编　100020）
承印者：　北京通州皇家印刷厂

开本：880mm×1230mm 1/32　　印张：8.5　　字数：124 千字
版次：2024 年 6 月第 1 版　　　　印次：2024 年 6 月第 1 次印刷
京权图字：01-2024-0556　　　　　书号：ISBN 978-7-5217-6648-6
定价：65.00 元

致卡罗琳、詹妮弗、艾莉森和安，
我生命中最重要的 4 个女人。

目　录

第 1 章

初识痴呆

　　本书将介绍以下几个核心观点：首先，你对阿尔茨海默病和其他痴呆症了解得越多，就会有越多的方法来预防自己发病，同时为那些不幸的人提供帮助。如果对一种疾病不了解，那么在遇到它，甚至听说它的时候，就很容易感到焦虑。你对痴呆症的理解水平并不需要达到精神病学家的程度，但我相信对于痴呆症，了解得越多越有益。

　　其次，本书着重强调了探讨与痴呆症相关的思维障碍的重要意义，这对于这种疾病的起源和治疗十分重要。人们普遍认为，阿尔茨海默病主要影响记忆，在大多数情况下这是正确的。但阿尔茨海默病也可能从引发语言问题开始，包括无法理解别人说的话或用别人能理解的方式进行表达。阿尔茨海默病及其他痴呆症可能涉及情绪和行为障碍：无缘无故的焦虑和抑郁、孤僻、情绪积压、急躁、突然发脾气、妄想和产生幻觉等。这些极端的行为都是思维障碍的表现。

最后，从正常思维转变到痴呆症存在着一种连续性。在有关思维的探讨或撰文中，心理学家经常使用"认知"这个术语，它包括取向、注意力、语言、抽象化、记忆、命名和想象。如果把阿尔茨海默病和其他痴呆症视为思维障碍，我们就会发现，这些疾病并不神秘，而是与日常生活息息相关。每个人偶尔都会出现思维障碍：比如很难集中注意力、很难想象出一些事物，或者很难想起一个名字。我们会在不熟悉的街区迷路。有时，我们会对别人的动机产生些许怀疑，或者突然看到有东西或人影在视野的边缘闪过，但那里什么都没有。阿尔茨海默病和其他痴呆症位于正常思维和严重精神损伤之间的中间区域，这使得这种疾病更加容易理解，并且不会那么容易引起焦虑。（比如，怀疑自己得了阿尔茨海默病。）

尽管阿尔茨海默病在大约 125 年前就首次被公认为一种脑部疾病，但我们仍不知道它的病因是什么。虽然这看似是一个纯粹的科学问题，但事实并不尽然。本书将会讨论到这种疾病

的进展、认识和治疗受到社会、文化、经济，以及统计学问题
的阻碍。

什么是痴呆？

在讨论预防或减少痴呆症的方法之前，让我们首先来了解
它的定义，并了解其与阿尔茨海默病的不同。这两个术语经常
被混淆。

痴呆症是许多不同疾病的总称，就像"动物"这个词指的
是五花八门的生物一样。猫和狗都是动物，但并不是所有的动
物都是猫或狗。

痴呆症表现为智力功能下降，可能由多种原因引起，有些
可以治愈，有些则无法治愈。目前，阿尔茨海默病是最常见的
一种无法治愈的痴呆症。尽管我个人认为，未来5~10年会出现
一种治疗方法，但在这之前我们能做些什么呢？这就是本书的
主题。

首先，让我们简单了解一下阿尔茨海默病。通过以下这
些赤裸裸的统计数据，这种疾病的流行程度和患病风险可见
一斑。

与几乎所有的统计方法一样，虽然阿尔茨海默病的统计

数据给了悲观主义者失望的理由，但也为乐观主义者带来了希望。截至 2023 年，在 65 岁及以上的美国人中，估计有 600 万~670 万人患有阿尔茨海默病，其中 73% 的人的年龄在 75 岁及以上。预计 2025 年（不远的将来），65 岁及以上人群的发病人数将达到 710 万人，比 2019 年的 560 万增加 27%。如果把这些数字进一步推算到未来，这个比例则更加令人恐慌。

到 2050 年，甚至不需要等到这个时候，在没有治疗上的突破、预防或治愈手段的情况下，65 岁及以上的阿尔茨海默病患者的人数预计将达到 1 270 万人。阿尔茨海默病的死亡人数从 2000 年到 2019 年增长了一倍多，而心脏病（死亡的首要原因）的死亡人数却有所下降。2000—2019 年，阿尔茨海默病死亡率增长了 145%。阿尔茨海默病或其他痴呆症所导致的死亡人数超过了乳腺癌和前列腺癌致死人数的总和。

当然，所有这些数字都很保守，因为目前只有 1/4 的阿尔茨海默病患者被诊断出来。尽管识别率如此之低，阿尔茨海默病仍然是美国第六或第七大死因（不同的机构统计结果有所不同）。更令人警醒的是，阿尔茨海默病是目前十大死因中唯一无法完全预防、治愈或有效减缓发展的疾病。

然而，我认为继续陈述这种悲观言论没有任何价值，因为目前的许多研究看起来都很有前景。此外，在本书后面的内容

中，我会介绍现阶段可以降低患阿尔茨海默病和其他痴呆症风
险的一些措施。

那么，一个问题就不可避免地出现了："如今的阿尔茨海
默病与过去相比，甚至与前几年相比更普遍吗？"在匆忙下结
论之前，请思考以下这一点。在 20 世纪的头 25 年中，也就是
阿尔茨海默病首次被诊断出来的那个时期，人们的平均预期寿
命为 47.3 岁。换句话说，在过去的一个世纪里，人类的寿命大
约增长了一倍。因此，除了早发型阿尔茨海默病，即携带导致
阿尔茨海默病的一个或多个基因的患者以外，这种疾病在以前
很少见。事实上，世界上第一个确诊病例是一名女性，她在 51
岁时患上了这种疾病，并在 57 岁时死亡。按照目前的标准，她
可能患有早发型阿尔茨海默病（65 岁之前患病）。所以，我们
无法回答关于阿尔茨海默病在过去的发病频率的问题。只有在
平均寿命为 65 岁或以上的社会中，阿尔茨海默病才会从最常见
的死亡原因中凸显出来。

世界上最常见的痴呆症是晚发型阿尔茨海默病，由简单的
衰老过程决定。年龄越大，患这种疾病的可能性就越大。基因
可能在这方面发挥了一些作用，但总的来说，与早发型阿尔茨
海默病相比，基因的作用不那么重要。

早发型阿尔茨海默病仅占阿尔茨海默病诊断的 1%~2%，主

　　要是遗传性的，通常发生在 65 岁之前。如果阿尔茨海默病患者的孩子遗传了导致这种疾病的基因（遗传概率为 50%），那么他们很可能在劳动年龄阶段（20~60 岁）就患上阿尔茨海默病。

　　从更积极的角度来看，家族史中没有阿尔茨海默病患者的人，在 65 岁之前患病的可能性很小。基于这个事实，你或许不应该像现在很多人一样，三四十岁时就为阿尔茨海默病担忧。

　　2020 年年初，世界卫生组织发布了《全球卫生估计报告》，列出了 2000—2019 年全球十大死亡因素。尽管阿尔茨海默病是全球第七大死亡因素，但它在全球不同收入群体中的发病率分布并不平均。

　　一个国家越发达，经济越稳定，其公民患痴呆症的风险就越大。（由于 2020 年以来，新冠病毒对所有收入群体的死亡率都产生了巨大的影响，我引用的是世界卫生组织 2000—2019 年的数据。）在中高收入国家中，有哪些目前未知的因素导致十大死亡原因发病率急剧上升，而这些原因在高收入国家中从未列入前 8 位呢？

　　长寿是一个明显的因素，这是由于饮食水平提高、医疗水平更好（至少在某些人群中）、空气和水质更清洁等造成的。如果你生活在高收入国家，平均寿命会更长（不考虑自杀、吸毒过量和暴力等因素）。所以，长寿的确是我们社会中阿尔茨海默病和其他痴呆症发病率增加的一个重要因素。但长寿并不是一个完美的解释，还存在着一些未知的致病因素，加上我们对疾病原因了解的匮乏，很可能使治愈变得难上加难。

4A 缺陷

阿尔茨海默病患者的外在表达和内在体验存在着 4 种缺陷。由于每一种缺陷的英文单词都以字母 A 开头，所以统称为 4A 缺陷。

遗忘症（Amnesia）： 指记忆的丧失，通常开始于短期记忆。

失语症（Aphasia）： 包括正确词语表达困难、不正确地使用词语（运动性失语）、无法理解或解释他人的语言（感觉性失语）等。

显然，轻度的遗忘症和失语症属于正常现象。谁不会偶尔忘记事情呢？谁不会偶尔想不出准确的词，或者无法完全理解别人所说的话呢？因此，4A 缺陷中的前两项恰好符合一个连续体模型，从正常的轻度遗忘症（健忘）和失语症（偶尔可能出现在任何人身上，尤其是在疲劳或压力大的情况下）延伸到连续体的另一端，即明显存在的严重缺陷。

但是，4A 缺陷中第三项和第四项表明了缺陷的存在。

　　失用症（Apraxia）：这个词来自希腊语单词 *a*（没有）和 *praxis*（行动），指的是尽管肌肉力量和张力正常，仍无法进行有目的和需要高度练习的动作，或行动困难。患有失用症的人或许能够认出或者说出牙刷和牙膏的名字，但可能无法将牙膏挤到牙刷上。失用症还可能表现为无法把牙刷放进嘴里，并且无法做出刷牙的动作。所有的肌肉成分都存在，但无法协调。失用症患者可能被无情地描述为一个无法正常行动的人。

　　如果失用症累及腿部和手臂，患者可能会站立不稳并摔倒在地——这是一个增加跌倒和骨折发生率的因素，尤其是髋部骨折。失用症也是晚期阿尔茨海默病患者不能做饭、穿衣服或自己洗澡的原因。同样，失用症会影响语言功能。尽管舌头和嘴部运动正常，也有说话的欲望，但言语失用症患者说话时还是会存在很大的困难，甚至完全无法通过嘴部和舌头的活动来表达可理解的语言。除了言语失用症，还有一种失用症使患者无法进行某些面部动作（面—口失用症），如眨眼或对称地活动双侧面部。

　　最后一项，即**失认症（Agnosia）**，也是来自两个希腊语单词：*a*（没有）和 *gnosis*（知识）。失认症是指无法正确理解由视觉、听觉、触觉、嗅觉和味觉所提供的信息。视觉失认症患者可能无法仅凭视力来识别其配偶或者其他家庭成员。或者一种感官完好无损，比如听力，但患者所听到的意思可能出现障碍：患者或许无法及时辨别出刺耳的刹车声和响亮的喇叭声，从而被疾驰而来的汽车撞倒。

阿尔茨海默病的很多表现可以通过 4A 缺陷来解释。

由于阿尔茨海默病的病因尚不清楚，因此，在大多数情况下，发病事件或发病起点是无法确定的。不过，有一件事我们能够确定，那就是病情早在症状出现之前就开始了。病情初期的标志是轻度认知障碍（MCI），这是一个不确定的起点。它有可能是阿尔茨海默病的起点，也可能不是，只有经过时间推移才能确定。

起初，轻度认知障碍的症状并不明显，只有敏锐的人才能察觉到，可能只体现为轻微的思维衰退，此时的身体机能总体尚可。例如，患有轻度认知障碍的人能够去超市购物，但必须写下购物清单；同时，患者也无法像以前那样记住在哪个货架可以找到哪种商品。只涉及记忆的轻度认知障碍被称为遗忘型轻度认知障碍，可能是阿尔茨海默病的初期阶段，也可能此时尚未发病。

在梅奥诊所工作的神经科医生罗伯特·彼得森有一名 70 岁的患者，这是一位患有轻度认知障碍的商人。这名患者可以熟练使用电脑，还能处理工作和管理私人财务。他整日忙碌于各种委员会和董事会中，但必须通过记笔记来记住细节。健忘的发展尤其值得注意，特别是在试图记住别人的名字和最近发生的事情时。虽然他仍然很理性，很友好，但已经开始出现轻微的易怒。在神经心理测试中，他表现良好。

与彼得森的这名病人一样，轻度认知障碍患者通常在记忆、语言和决策方面只表现出轻微的损伤。轻度认知障碍的发病率随着年龄的增加而上升。根据美国神经病学学会的数据统计，65~69 岁的人，轻度认知障碍的患病率约为 8%；70~74 岁的人，轻度认知障碍的患病率约为 10%；75~79 岁的人，轻度认知障碍的患病率约为 15%。而 85 岁及以上的人，轻度认知障碍的患病率超过 33%。其他症状（来自患者或他人的描述）和体征（可观察到的、身体机能较从前有所减退的客观表现）还包括无法判断按时赴约所需的时间，或无法判断完成特定任务所需的步骤顺序，比如安排驾车出行或度假。

一些轻度认知障碍患者可能会发展为更明确的阿尔茨海默病的病程阶段；另一些患者的病情或许在短期内没有进展，但可能会在几年后出现确定的疾病迹象。他们都不能恢复到原来的状态。遗憾的是，对于轻度认知障碍这种迄今为止依然神秘的疾病来说，此时我们所能期望的最好的结果，就是让病情稳定下来。

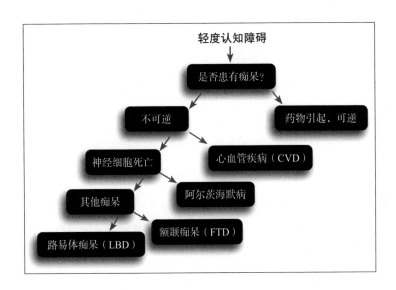

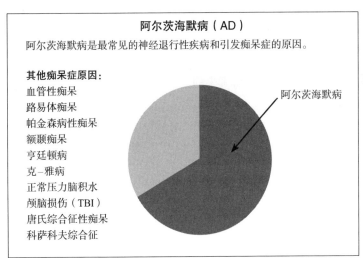

阿尔茨海默病（AD）

阿尔茨海默病是最常见的神经退行性疾病和引发痴呆症的原因。

其他痴呆症原因：

血管性痴呆
路易体痴呆
帕金森病性痴呆
额颞痴呆
亨廷顿病
克－雅病
正常压力脑积水
颅脑损伤（TBI）
唐氏综合征性痴呆
科萨科夫综合征

阿尔茨海默病

轻度认知障碍发展为阿尔茨海默病分为三个阶段：

轻度痴呆：通常是有效记忆和思维先受到影响，除此之外还会发生遗忘症和失语症，这是4A缺陷中的前两项。虽然症状很明显，但这些轻微的问题不会严重影响家庭或工作关系。最明显的症状是记不住几天前，甚至几个小时前的谈话。这种难以记住新信息的状态，往往伴随着对已经获得的信息的反复询问。因此，对于陷入失用症困境的患者来说，家庭活动变成了一种额外的负担和压力。随着失用症的越发严重，患者几乎无法平衡财务收支。财务决策被推迟或疏于管理，常常导致资金损失，以及与家庭成员因错误的财务决策而发生冲突。伴随这种管理不善而来的是冲动消费，包括购买电视购物频道上出售的商品。

失语症和失用症所带来的其他症状还包括丧失了按适当顺序排列正确词语的能力，思维组织与表达困难；把家里的东西放错地方；出门在外容易迷路；失去了以往的果断行动力，导致从前追求愉悦的动机减弱（冷漠）。尽管有许多症状很令人头痛，但阿尔茨海默病的发病情况因人而异。此时距离发展到中度和重度痴呆可能需要几个月到几年的时间。

中度痴呆：包含了所有4项缺陷。意识模糊和判断失误越来越频繁，并且经常伴随着从家中走失的情况的发生。更严重

的记忆丧失会导致患者连家里经常使用的物品都无法找到。在
这个阶段，患者常常指责他人偷窃，哪怕是一次性的、便宜的
物品。即使不是偷窃，"他们"也会被指控为"藏匿失物"。由
于这种妄想，雇用和稳定员工，以及对员工进行管理、对有问
题的行为进行监督是非常困难的。

重度痴呆：几乎完全丧失连贯沟通的能力。想象一下历史
课结束时教室里的黑板。老师在离开教室之前，胡乱地擦了擦
黑板，也算擦掉一些，只留下模糊不清的单词和短语。有些单
词甚至已经认不出来了，只剩下一串字母松散地连接在一起。
在擦黑板前几分钟还可读、可理解的句子，现在完全没有意义
了。同理，晚期阿尔茨海默病就像是随机擦除文字导致的一团
无法传达含义的、看不清单词和字母的"大杂烩"。

这种严重的心理官能丧失导致患者需要全天 24 个小时的
饮食和个人护理；身体机能的严重下降，导致卧床不起；患者
最终因肺炎死亡——因饮食进入气道和肺部造成吞咽障碍，继
发感染、败血症（血源性感染），最后死亡。从首次诊断到死亡
的时间差异往往很大。阿尔茨海默病患者能活 3 年到 11 年不等，
有些患者能活 20 年，甚至更长的时间。

阿尔茨海默病的发病机制和速度取决于身体的脆弱性和复
原力。

我们先来谈谈脆弱性。危险因素可以分为不可变和可变。幸运的是，可变的危险因素要多于不可变的危险因素。

其中，不可变的危险因素有年龄、性别和家族史。这些都无法更改。

而可变的危险因素包括体重、糖尿病、睡眠障碍、高血压、高胆固醇、抑郁症、颅脑损伤、吸烟、饮酒和教育程度。如果这些因素中的任何一个或全部有所改善，都会降低患上阿尔茨海默病的可能性。仅仅戒烟就能降低 60% 的患病可能性。

通过综合这些危险因素，我们得出了最不可能患阿尔茨海默病的人的特征组合：不吸烟、不喝酒、经常锻炼、没有糖尿病和抑郁症、体重和胆固醇指标正常，以及精神上充满好奇心。至于糖尿病、体重、高血压、胆固醇、吸烟和饮酒等问题，就留给内科医生来处理。我将在本书的其余部分集中讨论饮食、运动、睡眠、抑郁症、颅脑损伤、教育程度和其他对阿尔茨海默病有可能产生重大影响的因素。

不幸的不可逆

成年之后，我们的行为会呈现出规律性，并且在大多数情况下，具有一定程度的可预测性（如果你想了解更多，可以问问你的配偶）。而阿尔茨海默病及其他痴呆症则代表了对这种规律性和可预测性的动摇。事实上，如果没有出现明显的记忆缺失和行为改变，我们几乎不可能得到最初的诊断。你可以用以下两组问题来判断一个人是否患有阿尔茨海默病或其他痴呆症：

1. 这个人的行为举止是否有变化？最近是否出现了记忆困难？他平时的行为有明显的变化吗？夸张或反常的行为常常很可疑，因为如前所述，大多数人到成年时几乎总是建立起一套特有的行为模式。

2. 如果前面任何一个问题的答案是肯定的，那么这种行为上的改变是否对日常生活造成了影响，尤其在人际关系方面？在生命的早期，我们就建立了管理个人内心压力和冲突的技能，这种技能在我们的一生中始终受用。这并不是说我们所有人都不能偶尔发发脾气。但在正常的衰老过程中，反复和过度的情感表达（大喊大叫、推搡，甚至更具攻击性的行为，比如暴跳如雷等）的频率一般不会明显增加。然而，在痴呆症患者中，这些情感表达会越来越频繁且严重。

如果一个人对这两个问题的答案是肯定的，那么他极有可能患有神经精神疾病——要么是痴呆症，要么是精神疾病（很可能是重度抑郁症）。

如果一个人对第二个问题的答案是否定的，那么这个人很可能患有轻度认知障碍，或者并未患病（但前提是第一题的答案也是否定的）。

这两个问题在家庭讨论中非常有帮助，尤其当并非每个人都认为存在问题的时候。

一个人一旦被确定患有痴呆症的概率较大，那么他面临的可能是由医学原因、毒素或毒物引起的可逆性痴呆症，包括酒精和药物中毒。及时的诊断和治疗至关重要，因为痴呆症的进展是可以被阻断的。当对血糖或肾功能进行调节，排除有毒物质或毒素时，患者就会从暂时性痴呆（临床上称作谵妄）中恢复过来。

虽然痴呆症和谵妄都会影响思维、理解和判断，但谵妄的特点是发病迅速，甚至有可能会在几个小时内发病。在针对病因进行治疗后，患者就会恢复（通常同样迅速）。

不幸的是，大多数痴呆症病例是不可逆的，要么与脑细胞死亡有关，要么与向大脑输送血液的动脉发生病变有关（血管性认知障碍）。

　　继发于神经细胞死亡的痴呆症可能是阿尔茨海默病（至少占痴呆症的 2/3)，也可能不是阿尔茨海默病，其他痴呆症被进一步细分为不同类型，后文中将讨论到。你或许会问，我们是如何了解这些内容的？神经学家何时以及如何学会辨别阿尔茨海默病？

　　下面我们将通过对阿尔茨海默病历史的简短总结，试着去回答这些重要的问题。

第 2 章

什么是阿尔茨海默病？

开往布雷斯劳的夜行列车

1915 年 12 月初，一列从德国波恩开往波兰西南部城市布雷斯劳的夜行列车上载了一名乘客，他的名字将在 20 世纪末享誉全球。身材高大的 51 岁精神病学家爱罗斯·阿尔茨海默正在返回布雷斯劳的途中。自 1912 年以来，他一直担任布雷斯劳的精神病学教授。由于喜欢穿硬挺的厚衬衫、正装，戴夹鼻眼镜，他总是看起来很冷峻，但他也喜欢模仿和恶作剧。早期在医院培训时，他曾在圣诞派对上扮演小贩，拿着一托盘玩具招待他的年轻病人。

在这趟去往布雷斯劳的 436 英里①的旅程中，阿尔茨海默常常伴着火车飞驰的节奏陷入回忆，他有很多值得回忆的故事。阿尔茨海默在 30 岁出头的时候，就确立了自己思想领袖的地位——事实上，他引领了一种名为痴呆症的脑部疾病特性的研究。痴呆症（dementia）来源于拉丁语中的形容词*Demens*，意思是"失去理智"或者"疯癫、胡言乱语或精神错乱"。

坐在列车上的阿尔茨海默随着车轮的咔嗒声昏昏欲睡，逐渐进入了一种介于清醒和睡眠的朦胧状态。在这种似醒非醒的状态下，他想到了痴呆症，以及在过去的 2 000 多年里，数百万人是如何从体液学说的角度来研究它的。

四体液学说

体液学说认为，人体内的化学系统调节着人类行为的各个方面。虽然这个概念起源于古埃及，但直到希腊人，以哲学家兼医生希波克拉底（约前 460—前 377 年）和别迦摩角斗士学校的医生盖伦（约 129—200 年）为代表，对其进行编纂整理才形成一个体系。希波克拉底认为，人有四种体液（血液质、胆

----

① 1 英里 ≈ 1.6 千米。——编者注

液质、黑胆质和黏液质），其中一种体液占主导地位，决定了一个个体的性格气质。血液质占主导地位，则形成乐观积极的气质；胆液质占主导地位，则导致脾气暴躁；黑胆质占主导地位，则导致忧郁；黏液质是第四种体液，与大脑有关，由大脑的颜色和稠度决定。

一篇题为《论宇宙和人的构成》的文章谈到了宇宙中的物质元素（空气、水、土、火）与构成人类本质的体液元素之间的关系。关于黏液质的重要性及其与痴呆症的关系，这位不知名的作者写道："黏液质人群易情绪低落、健忘，有白发。"用黏液质来解释健忘是合理的，因为它同样关乎冬季、年老，以及黏液质过量时出现的衰老。

19 世纪中期，随着细菌学说的出现，人们开始逐渐对体液学说失去兴趣。1841 年，维也纳的产科医生伊格纳兹·塞麦尔维斯注意到，由医生接生的产妇与由助产士接生的产妇相比，分娩后因发热而死亡的人数有所不同。鉴于产科医生需要接受时间更长、强度更大的培训，人们往往认为医生接生的情况更好。但事实与人们的预期恰恰相反：由助产士接生的产妇的死亡率要低得多。

一次，塞麦尔维斯灵光一闪，意识到医生通常是在进行或协助尸检之后进入产房的。塞麦尔维斯指出，产后发热可能是由于医生从停尸房带到手术室的污染造成的，这引起了许多同事的不满。

为了验证他的理论，塞麦尔维斯在产房里制定了一个新规则。医生在接生前，甚至对产妇实施检查之前必须洗手消毒。接下来的一年，产房内的死亡率从 18% 下降到 2%。

19 世纪后半叶，细菌学说获得了越来越多的认可。这一学说认为，微小的、看不见的细菌粒子是传染病的罪魁祸首。这里的"细菌"一词指生物分类中的细菌、真菌、寄生虫或病毒等。这种从体液学说到细菌学说的转变，使医生意识到疾病常常有很多不同的原因。疾病并不总是具有传染性的；事实上，大多数疾病都不具有传染性。一般来说，衰老（痴呆症的早期术语）在起源上被认为是不具有传染性的。衰老不再与体液有关，而是一种直接影响大脑的因素。这就引出了一个有趣的问题：这种导致痴呆的大脑变化的本质是什么？

在 19 世纪之前，痴呆症存在于民间传说、迷信和批判主义者的口中。诸如"白痴"、"老迈"和"愚蠢"之类的描述曾一度盛行。通常来说，痴呆症被认为是一种疯癫。

痴呆症的退行性——类似于重新回到孩童期——在莎士比亚的《李尔王》中，高纳里尔对父亲的哀叹中有所体现：

这老废物

已经放弃了他的权力，

还想管这个管那个！凭着我的生命发誓，

年老的傻瓜正像小孩子一样。

（第一幕第三场）

文艺复兴时期，人们认为痴呆症是由大脑冷却引起的。这种武断、错误的设想一直流行到 17 世纪后期。但无论原因为何，大多数权威人士仍将精神错乱与痴呆等同起来。

19 世纪最著名的两位研究痴呆症的权威专家——爱罗斯·阿尔茨海默和埃米尔·克雷佩林都是精神科医生，他们也强调痴呆症是一种疯癫。克雷佩林因发现并命名精神分裂症而闻名，他将其称为 Dementia praecox，意思是"早发性痴呆"或者"早发性失智"，这种病症通常发生在青少年晚期或成年早期。早发性痴呆（后来专指精神分裂症）的特点是思维和心理功能紊乱，包括注意力、记忆力和行为的紊乱。

与早发性痴呆不同的是，我们如今所说的痴呆症多见于老年人，这些患者通常一生中精神功能都正常。在传统观念中（尽管并不总是正确的），痴呆症几乎只发生在老年人身上，而精神分裂症主要是年轻人的疾病。

奥古斯特·德特尔的精神错乱

1901 年，阿尔茨海默在德国法兰克福的一家精神病院工作时遇到了一个病人，这个病人困扰了他的余生。51 岁的奥古斯特·德特尔在她的丈夫卡尔的陪同下，来到法兰克福精神病院就诊。卡尔告诉阿尔茨海默医生，因为他的妻子，他已经无法继续工作了。她会在半夜醒来，连续尖叫好几个小时。阿尔茨海默在他留存至今的笔记中，描述了这个彷徨无助的女人。当医生给她展示不同的物品时，她记不住物品的名字。要想让她记住一样东西，只能缓慢而清晰地重复。"可以说，我迷失了自我。"这是奥古斯特·德特尔每天都要重复的话。

阿尔茨海默无法诊断德特尔的病症。她似乎得了严重的痴呆症，但她太年轻了，不可能患上只在高龄才会出现的痴呆症。她的妄想症愈演愈烈，固执地认为有人要杀她。住院期间，奥古斯特的病情持续恶化，逐渐变得神志不清、迷失方向，以及精神错乱。1906 年 4 月，奥古斯特·德特尔去世，终年 55 岁。

阿尔茨海默医生将奥古斯特的大脑带到了当时工作所在的慕尼黑，在显微镜下用一种最新开发的染色技术对其进行了检查。阿尔茨海默发现，除了大脑的整体萎缩以外，还有两种异常的蛋白质积聚——一种在细胞内（称为缠结），另一种在细胞之间的空隙中（称为斑块）。正如阿尔茨海默和其他人很快就会观察到的，这两种异常的蛋白质聚集存在于与奥古斯特·德特尔相似的病例中。

但西格蒙德·弗洛伊德的观点与阿尔茨海默的精神疾病观点背道而驰。弗洛伊德最初只是一位神经学家，但在跨入 20 世纪之际，他的兴趣和信仰突然发生了变化。在 19 世纪的最后几年和 20 世纪的前 30 年里，弗洛伊德凭一己之力发展出了一套被一些人称为伪科学的精神分析理论，时至今日仍遭受诟病。这一理论强调，精神疾病由心理原因引起，而不是生理原因。

如今，弗洛伊德和阿尔茨海默分别代表了战场上的对立面，但这是一场根本没有必要的战争。我们现在知道，心理因素会影响大脑功能，而大脑功能障碍反过来又能影响诸如感知、判断、思考和情绪等心理的表达。多年来，这些对精神疾病截然相反的解释针锋相对，有时甚至展开唇枪舌剑。

20 世纪 70 年代之前，美国的精神病学一直被精神分析学或其他基于心理学的精神疾病理论所主导。满怀抱负的神经学家对他们所研究的脑部疾病的社会、文化或心理因素几乎毫无兴趣。20 世纪 80 年代以来，这种以大脑为基础的理论和以心理文化为基础的理论之间的分裂仍在继续。其间，一些真相要么被忽视，要么被有效地压制了。

发现精神分裂症的埃米尔·克雷佩林认为，早发性痴呆是由大脑额叶和颞叶区域的功能障碍引起的。由于缺乏治疗这些功能障碍的方法，这种疾病很难会出现任何好转。但是，当一些患有早发性痴呆的患者病情有所好转时，人们开始怀疑精神分裂症可能是一种痴呆症。研究人员没有注意到或者忽略的一点是：与早发性痴呆一样，许多精神分裂症的患者都未能康复。

2022 年，德国慕尼黑马克斯·普朗克研究所的一位杰出的神经学家尼古拉·库特苏勒里斯指出了这种现象的意义：

> 我们的研究表明，随着时间的推移，（患有精神分裂症的）功能不良的年轻患者会过度表达这种疾病的脑波模式，这与克雷佩林将早发性痴呆视为进行性额颞叶疾病的观念一致。

无论坐在开往布雷斯劳的夜行列车上的阿尔茨海默医生在思考些什么，他的思绪都被身体的不适打断了。在火车到达后的几个小时，他就发烧了，并被送进了医院。现在，这种疾病被认为是链球菌感染导致的风湿热和肾衰竭。几天后，他在布雷斯劳去世，终年 51 岁。

是谁疯了？

假设有这样两个人：

一个是 25 岁的男子，表现为妄想、出现幻觉，并断绝与亲朋好友的所有联系。他被诊断为精神分裂症。

一个是 65 岁的老人，也是第一次出现妄想和焦躁不安；他发展出某种特定的退行性脑部疾病的典型症状，比如阿尔茨海默病的记忆丧失。

在 20 世纪的大部分时间里，人们认为这两种人代表了两种完全不同的情况，需要由不同的专家来研究：研究精神分裂症和其他功能障碍（被认为与大脑无关的疾病）的精神病学家，以及研究痴呆症的神经学家。然而，如果我们重温发现这些疾病的早期学者的著作，就会明白他们认为这些疾病是密切相关的。即使在今天，它们有时也很难区分，特别是对于中年早期发病或更年轻时发病的情况。因此，发展缓慢的阿尔茨海默病或其他痴呆症病例最初可能由精神科医生接治。另一个极端情况是，患有严重抑郁症的人会因为整体的迟缓在神经心理测试中表现不佳，可能会被诊断为痴呆症，并接受神经科医生的治疗。只有当专业敏锐的医生有所察觉，并针对抑郁症进行治疗之后，患者才能"巧合"地同时通过抑郁症和神经心理测试，从而恢复健康。

然而，精神病学和神经学诊断之间的冲突在近几十年并未改善。我在医学院就读时，人们总是武断地将精神疾病与大脑疾病区分开来。后来，我成为一名精神科住院医师。每当我提出某种行为障碍可能继发于脑功能障碍时，许多精神科老师就会表示怀疑和反对。其中一位甚至对我说："问题是，你没有通过和病人探讨他们的无意识冲动和人际冲突来进行治疗，只是附和他们的观点，认为他们的问题源于脑部病变。如果你对此深信不疑，也许你更适合去做一名神经学家。"

很遗憾，在我转到神经学专业之后，我遭遇了相反的情况，同样让我备受打击。当时的神经学家对病人的任何行为问题都没有什么兴趣。他们认为，这些应该留给精神科医生，也就是他们口中的"心理咨询师"。神经学家更擅长处理运动与瘫痪，以及知觉与知觉缺失（例如，脑卒中后继发的感觉丧失）等症状。"心理咨询师"和"敲反射锤的人"（这是对神经科医生的贬义称呼，他们使用带橡胶套的反射锤，通过敲击肌肉来测试病人的反射）之间的这种对立在 20 世纪末至 21 世纪初的 40 年间逐渐消失。幸运的是，随着神经精神病学交叉专业的蓬勃发展，这样的误诊正在减少。

"我是耶稣"

精神疾病（也被称为功能性疾病）是一种脑部疾病，这样全新的定义是如何出现的呢？简单说，这是由于患者出现了由癫痫引起的精神分裂症的迹象。举个例子，我的一位接受了20多年治疗的病人，他最初被诊断为精神分裂症，服用抗精神病药。他第一次引起我的注意是在说了一些让人担忧的话后，被送到急诊室时。1个小时之前，他在高速公路上遇到了堵车，他突然打开车门走了下去。他对每一个摇下车窗的人都重复说道："我是耶稣。"不出所料，没过多久警察就赶到了现场，他被送往当地的急诊室。

这位患者时年二十五六岁，和父母住在一起，没有工作，似乎是教科书级别的典型精神分裂症患者。但当他的妹妹告诉我，她的哥哥偶尔会盯着某处或者无法集中注意力时，我给他做了脑电图，也就是所谓的脑波测试，结果显示他患有癫痫。高速公路事件并非他第一次公开宣称自己是救世主，此前的精神病医生已经给他开过抗精神病药物，但无济于事。他有可能没有服用，或者即使服用了，也似乎没有任何帮助。根据他妹妹的观察和脑电图结果，我让他改服抗惊厥药，效果非常显著。幻觉在几天后消失了，他重新意识到，自己之前的说法都是幻觉。接下来的 20 年里，在我的治疗下，他再没有出现妄想的情况，并能正常从事勤杂工的工作。

神经外科医生和神经科医生还发现，对大脑，尤其是颞叶的电刺激，会引起神经外科医生所说的"经验错觉"：在接受这种治疗的过程中，病人在手术台上并未失去知觉，他们描述说感觉回到了许多年前，回想起、重新体验并且讲述了童年时期发生的事情。这不是一种错觉，也不是精神不稳定的迹象，而是大脑特定区域受到刺激后产生的一种真实的物理效应。

但我们对帕金森病的理解发生了最显著的改变。人们对震颤麻痹的首次记述可以追溯到 1877 年，由内科医生詹姆斯·帕金森提出。帕金森医生与后来的神经科医生描述了手（或双手）静止时的震颤，手臂、腿和躯干的僵硬、运动迟缓和平衡不良。而根据帕金森医生的记述，患者的感官和智力都"未受影响"。直到 20 世纪后期，这一观点仍为人们所接受。

"智力可以持续不受损害"是由英国一位著名的、被授予爵位的神经学家写下的，他有个典型的神经学家名字——布莱恩勋爵[①]。请注意，到目前为止，我们提到的所有症状都与运动（运动系统）有关，因此属于神经学家的研究范围。我在精神科

---

① 布莱恩勋爵的名字为"Lord Brain"，"Brain"在英文中是大脑的意思。——译者注

实习期间，甚至不记得见过帕金森病的病例。

多年来，对帕金森病患者的进一步观察表明，如果观察的时间足够长，病程往往会发生巨大变化。许多患者在确诊大约两年后开始出现注意力、记忆、语言和协调性方面的问题。伴随这些损伤而来的是更多的精神病症状，比如情感淡漠（病人似乎不在乎病情加重）、抑郁、妄想和睡眠困难，包括白天嗜睡。事实上，神经精神症状的出现通常先于运动症状；即使在新确诊的帕金森病患者中，也会出现认知变化。

目前，帕金森病性痴呆和路易体痴呆是继阿尔茨海默病之后常见的痴呆症病因。不幸的是，3/4 的帕金森病患者在确诊后的 10 年内会发展成痴呆症。简而言之，帕金森病主要诊断依据是表现出行为障碍，与精神疾病的用药相同。在这里，我们又一次遇到这个逻辑上的危机，即假定精神疾病可以被划分为两个狭隘的类别——由神经科医生治疗的严格的脑部疾病，和由精神病学家治疗的功能性障碍。

一个值得思考的问题

你是愿意记住很多从来没有真正发生过的事情，还是记不住很多发生过的事情？

　　显然，在这道有点儿神秘的题目中，两个选项你都不想选。但是，请把这个问题再读一遍。第一种情况表明具有严重的思维障碍，可能是精神病，或者至少是某种形式的精神失衡。而第二种情况只涉及记忆，符合阿尔茨海默病和其他痴呆症的早期阶段的症状。但实际上，这两种不那么愉快的情况都可以定义一种既可归类为精神类，又可归类为神经类的疾病。这完全取决于病人何时就诊、病情的发展轨迹和医生的治疗。

　　我在从事精神病学工作时遇到过一些病人，他们会记得从未发生过的事情。他们并没有患上精神疾病，而是处于阿尔茨海默病的早期阶段，患者会尽其所能，通过创造想象的场景来弥补记忆中的空白。因此，它们代表的是一种脑部疾病，而不是一种精神疾病。

　　而当我深入了解了神经系统患者之后，我发现有记忆缺陷但实际上患有抑郁症的人并不罕见；一旦抑郁症得到成功的治疗，患者就不会再表现出记忆障碍。

　　我们应该将与大脑相关的疾病与其他被错误地认为与大脑无关的疾病放在一起进行讨论。这里的患者有的症状轻微，有的需要专业治疗（通常是药物），更有甚者需要住院治疗。21世纪，精神科医生和神经科医生以一种全新的身份出现，这两个领域似乎正在融合成神经精神科医生这一混合身份——接受一个领域（神经学或精神病学）的全面培训，并且在另一个领域接受进一步的培训。从这个角度来看，把爱罗斯·阿尔茨海默看作精神病学家，或者把西格蒙德·弗洛伊德看作一位在职业生涯中期转而研究更典型的精神病学问题的神经学家，似乎不再像 20 世纪后期那样奇怪了。

对神经科医生和精神科医生来说有一个棘手的问题是："哪位神经科医生在 19 世纪职业生涯的早期撰写了关于脑瘫和失语症的权威教科书？"大多数情况下，那些立志获得神经病学或精神病学委员会认证的医生会答错这个问题，除非他们知道西格蒙德·弗洛伊德的职业生涯始于一名神经科医生。

第 3 章

如何判定痴呆症？

你需要知道的关于大脑的一切

在前面的章节中，我提出了筛查阿尔茨海默病或其他痴呆症的 4 个问题。接下来要怎么做呢？

当怀疑某人患有阿尔茨海默病或其他痴呆症时，应按照以下顺序进行检查：

首先进行神经系统检查，寻找脑损伤的迹象。这包括局部虚弱、行动不灵活以及大量的脑功能障碍指标。尤其重要的是所谓的释放信号的存在。随着大脑逐渐发育成熟，有些可在婴儿时期观察到的信号消失了，取而代之的是更复杂的反应。例如，在婴儿时期，某些神经束成熟之前，我们无法单独控制每根手指。当大脑成熟时，所谓的原始反射消失了。在之后的生活中，如果出现大脑损伤，这些原始的反射有可能重新出现。有一种测试方法是在一只手掌上摩擦笔帽之类的光滑、不会导致疼痛的物体。当大脑额叶受损时，这种刺激会导致颏肌短暂抽搐。这种掌颏反射的基础无法完全确定，但这种现象显然是不正常的，而且可以确定为额叶损伤迹象。

测量大脑认知功能的神经心理学测试与神经学检查同样重要。尽管大多数认知功能相互关联，但其中有些功能是评估其他功能的切入点。换句话说，如果不首先评估这些功能，那么讨论其他功能就没有什么意义了。例如，如果一个人缺乏警觉性和注意力，我们就无法评估其记忆力。

这张图表包含了不同的认知功能。我们并不需要每次都针对所有功能进行测试，而是取决于要评估的问题。以语言为例，如果语言出现问题（例如，词语选择困难），那么就要对被试者提问："用墨水的、你写字用的东西叫什么？"（定义命名）。然后给他一支笔，让他说出"笔"这一名称（对证命名）。接下来，他可以接受指令，比如："如果今天是星期二，请将眼睛闭上一会儿"（理解）；"自动化（automation）这个单词怎么拼写？"（拼写）；"请读出这篇杂志文章的前三句话"

（阅读）；"重复我的话：'没有如果，没有然后，没有但是'"
（重复）。

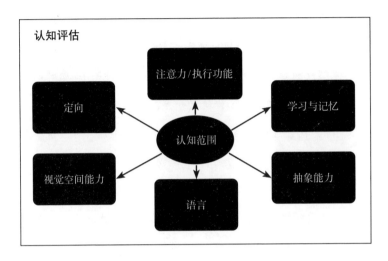

以下介绍了评估不同认知功能的测试：

　　定向：这是第一个需要评估的功能。人物、地点、时间——这三条信息提供了对一个人功能的大致评估。在不看手表或时钟的情况下，这个人是否知道年份、月份、日期、季节、星期几，以及大致时间？

　　注意力：注意力总是依赖于觉醒（警觉性）和动机（合作的意愿）。如果我被要求给注意力下定义，那应该是"专注于一件事而排斥其他事情的能力"。测试的方法是让被试者正着重复一串数字，然后再倒着念一遍。接下来，从 100 中减去 7，再从得数中减去 7，然后从下一个得数中再减去 7。以此类推，直到得出 65（100，93，86，79，72，65）。注意力和执行功能经常放在一起研究，因为它们能够反映额叶的完整性（第 6 章将详细讨论）。额叶的功能之一是抑制。为了检验这一点，可以向病人提出以下要求："我会说出一串字母。每当我说出字母 A 时，请举起右手；说出其他字母时，请举起左手。"这样的测试需要被试在听到字母 A 时主动抑制举起左手的错误。

分配性注意：这种测试衡量的是注意力从一项任务转移到另一项任务的能力。"说出最近 5 位美国总统的名字。"待被试者回答完毕后，测试者又说："现在，按字母顺序给这几位美国总统排序"（这也是对工作记忆的一项非常有效的测试——在不写下任何文字的情况下对信息进行重新排序）。

记忆：要求被试者在听到 5 个单词后复述出来。

延迟记忆：5 分钟后，让被试者回忆一遍刚才听到的单词。

命名：让被试者通过看动物的示意图来识别动物名称。

语言：利用测试来衡量理解一系列句子并重复的能力。"玛丽告诉约翰，他就是肖恩任命为俱乐部领导人的那

个人。那么，谁会被选为领导人？"接下来，要求被试者
"在一分钟内说出尽可能多的动物名称"。另一种方法是用
单词来代替动物名称。比如，"说出尽可能多的以 f 开头的单
词"。大多数人在一分钟内至少能说出 11 个单词或动物名称。

抽象化：提问："苹果和樱桃有什么共同之处？"回答：
"它们都是水果。"虽然人们经常回答："它们都是圆的"，这
却不是最好的答案。水果代表了更高层次的抽象含义。

视觉空间：要求被试者画一个指针指向 11:10 的钟面。
同样，再要求受试者画一个三维立方体。

根据神经学和神经心理学测试，将筛选出所有表明痴
呆症的反应和发现，并对此进行更彻底的研究。这是为什
么呢？因为这样一来，精神功能正常和轻度认知障碍的人
就无须在这个筛查水平的测试中接受检测了。

接下来，我们将利用脑成像技术。一项或所有测试
叠加可以对脑卒中、肿瘤和其他痴呆的结构性原因进行检
测。脑成像技术包括计算机断层扫描（CT）和磁共振成像
（MRI），前者利用计算机辅助的 X 射线产生大脑图像，后
者则利用磁场和无线电波构建更详细的大脑图像。

基因检测：一部分阿尔茨海默病（主要是早发型）和
其他痴呆症是可遗传的。一个人是否存在患痴呆症的遗传

风险可以由一组基因测试来确定。但这些测试本身并不能说明结果为阳性的人是否患有这种疾病，或者最终是否会患上这种疾病。这一要点将在本书的几处不同地方加以阐述。

最后，现在血液检查也可以用来（并已投入使用）检测疑似阿尔茨海默病患者的 β 淀粉样蛋白和 τ 蛋白水平。

局部与整体：全面理解大脑功能的探索

阿尔茨海默病和其他痴呆症是脑部疾病的行为和认知表现。但是，这些疾病存在于大脑的哪些部位呢？

在过去的半个世纪里，我们对大脑的理解经历了一场深刻的变革。很长一段时间里（直到 20 世纪中叶），人们将大脑分为不同的区域，并认为人类的功能、行为和习性是特定大脑区域的产物。在极端情况下，定位理论催生了颅相学这种伪科学。

例如，颅相学最著名的支持者弗朗茨·约瑟夫·加尔认为，大脑是由许多位于不同位置的"官能"组成的，可以通过触摸大脑表面来识别。这些大脑区域影响了头骨的形成。加尔认为，那些较大的区域往往会在头骨的外表面形成隆起。颅相学家声称，他们能够通过触诊头骨来衡量一个人的爱、快乐、秩序、高尚等能力或特质。今天的神经学家认为这一切都是无稽之谈。

虽然像活动手臂一类的简单动作可以很准确地定位于大脑另一侧的特定的运动区域,但对于更高层次的官能(爱、勇气、宗教、信念等)来说,这种定位是不可能的。事实上,"官能"这个词现在已经很少使用了,取而代之的常常是"能力"一词,比如说话能力、推理能力等。

最近的观点更倾向于从整体论的角度解释有关大脑的功能:这一理论认为,大脑是一个相互联系的整体。根据这种解释,每个神经元都有可能影响其他神经元的行为。下面是一个简单的大脑回路示意图。

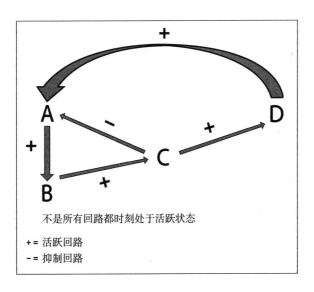

A对B产生积极影响，导致B启动；B再对C施加刺激，反过来影响A（抑制其启动功能）和D；D通过激活A，并克服C施加的抑制来完成回路。

现在，把这样一个简单的回路扩展到人类大脑中的860亿个神经元。结果非常复杂，这使得理解大脑的功能需要由强大的人工智能程序支持的计算机来辅助。

幸运的是，有一种更简单的方法可以很好地满足我们的要求。痴呆症可以通过额叶和颞叶及其短连接的功能来理解。记住这些信息，你就建立了对痴呆症略微简化但全面的理解。

首先介绍颞叶。它位于大脑的一侧，从侧面看，大致相当于耳朵后面的区域。颞叶与许多区域存在连接，包括海马（形似海马），这里也是我们的记忆最初录入的地方。

记忆形成后，会从海马分散到大脑皮质的各个点。但是，这个过程也可以反过来：当我们检索记忆时，大脑皮质向海马传递信息。同样重要的是，当记忆被恢复时，每次提取的记忆都会产生细微的差异。回忆时，记忆的化学结构往往与原始记忆的化学结构略有不同。因此，记忆并不像录音或DVD（数字通用光盘），而是动态的，这会导致过后对事件的回忆出现错误。颞叶在自我认知和身份认同中也很重要。在手术时，如果对颞叶进行电刺激，就有可能恢复对过去经历的高度复杂记忆，也就是所谓的经验错觉。

在后文中将会谈到的几种痴呆症中，患者有可能出现视觉幻觉，通常是关于小小人、友好的动物和熟悉的场景。请记住它们起源于颞叶及其连接。记忆丧失——阿尔茨海默病的标志——与海马（主要是海马的一部分齿状回）的损伤或破坏有关。事实上，轻度的阿尔茨海默病可能只会出现记忆困难的情况。如果被神经精神病学家问及其他症状，阿尔茨海默病患者可能会将其描述为自我意识的丧失。大家还记得第一位阿尔茨海默病患者描述了这样一种经历："可以说，我迷失了自我。"在阿尔茨海默医生提出问题时，奥古斯特·德特尔经常这样回答。

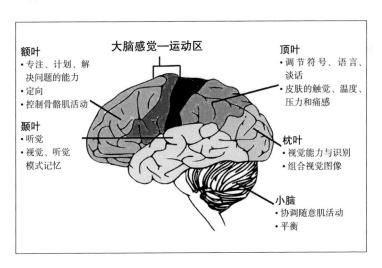

阿尔茨海默病患者的颞叶正电子发射体层成像几乎总是显示出大量（血液或葡萄糖的流动）的异常。额叶是大脑中第二个与痴呆症有关的重要区域。在讨论额叶之前，让我们更详细地了解一下记忆。

第 4 章

颞叶与人的记忆

一次记忆之旅

如果没有记忆，我们会成为谁？如果我们无法回想起生活中的事件，认识的人，过去的想法、感受和行为，我们就会迷失自我。记忆构成了我们身份的基础。17 世纪的哲学家约翰·洛克甚至用记忆来定义身份。不过，当我们谈及记忆时，必须明确所谈论的是什么类型的记忆。记忆就像狗、汽车或者植物一样，有很多种类。

情景记忆：顾名思义，情景记忆指的是对特定事件的记忆。比如，我此时正在写下这句话，我正在经历这个情景。在这之后，我也许就无法记起写下这句话时确切的时间和环境了。此时，记忆进入语义记忆阶段，失去了时间、地点等所有细节。

语义记忆：大多数记忆都储存在语义记忆中。我们或许知道查尔斯·狄更斯是《双城记》的作者，但不太可能确切地记得自己是在什么时候知道这个事实的。如果你还对当时的情景记得很清楚，很可能是与一些引发情绪的事件相关联。也许是曾经被要求在所有七年级同学面前朗读这本小说中的一段内容。那一刻，大脑的情绪中枢杏仁核被激活，并对这种经历施加了一种情绪价值（焦虑）。因此，我们能够非常清楚地记得这个在课堂上朗读的情景。虽然情景记忆总是需要意识参与，但大量的语义记忆只有在接收到提示时才会进入人的意识，并且通常是由指令引发的。（《双城记》是谁写的？）

工作记忆：第三种记忆最有趣，但难度也是最大的。也许处理工作记忆的能力是整体智力中最重要的单项指标。此外，工作记忆是可以通过练习来增强的最重要的一种记忆，包括在头脑中同时进行几个不同的项目。举个例子：请说出你最喜欢的棒球队、橄榄球队或足球队都有哪些队员；然后，在不写下这些名字的情况下，按字母顺序说出这些队员的名字。接下来，也是最难的一步：根据每个名字中包含的字母数量，把这些名字按由多到少的顺序排列出来。想要完成以上三个要求中的任何一个，你都需要预先设想这些运动员以及他们的名字，然后根据要求在脑海中调整它们的顺序。现在请尝试一下。没那么容易，对吗？如果你做不到最后一项，也不要泄气。要想完成要求如此复杂的任务，你得拥有一项超能力，那就是经过高强度训练的工作记忆。

程序记忆：这是一种无法通过语言来表达的记忆。当我写下这句话的时候，我用手控制着我的笔（如果我以后想重读这本书的话，我最好知道自己在写些什么），但我无法解释，或通过内心来体验我对身体的控制。我的手和前臂的肌肉会自动同步，写字的动作进行得很顺畅。骑自行车、开车、打壁球——每一种动作开始时都是通过练习掌握的，这需要有意识地练习。后来，这些动作自然化了——最好不要有意地去想它，以免干扰我们流畅的自然动作。

需要注意的是，到目前为止，我讨论过的两种记忆形式——情景记忆和工作记忆，都需要有意识的认知。相比之下，语义记忆和程序记忆存在于大脑有意识的认知之外，由我们积累的所有知识组成。只有将语义记忆转化为有意识的认知中的情节（情景记忆），我们才能感知它的内容。

下面是所有这些记忆的工作原理图，让我们从左上角开始仔细分析。

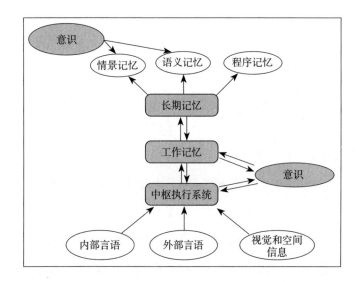

意识总是伴随着情景记忆，但只有将信息带入有意识的认知中时，语义记忆才会伴随意识出现，通常是对一项指令的响应。

程序记忆不涉及意识，意识只会干扰它的平稳运转。当运动员在压力之下试图对根深蒂固的记忆反应进行调整时，他们会说"choking"（发挥失常）或"clutching"（超常发挥）。

最终，这三种形式的记忆（情景记忆、语义记忆、程序记忆）都汇集成了长期记忆。

请看示意图的底部：

- **内部言语**：内心默念的自我对话，就像国际象棋棋手在思考如何应对自己的对手："如果他走象，我就干掉他！"
- **外部言语**：说话和对别人说话的回应。
- **视觉和空间信息**：利用感官收集到的信息。

这三种记忆的来源汇聚于中枢执行系统，也叫作意识感受器。

最终，上述所有来源的信息都直接进入工作记忆和意识。

让我用下面这个例子来更生动地对这些术语进行解释：

我在写作时，能通过注意力边缘感知到我妻子在楼下的声音。我听得到她和她的法语老师在Zoom视频会议软件上学习。她对词汇、语法和发音的学习需要情景记忆（此时正在进行的课程）、内部言语（审视单词）和外部言语（读出单词）。除此之外还有视觉信息（我妻子卡罗琳和老师正在读的《小王子》）。每学习一个新的单词或短语时，它都会被存储在情景记忆（开始）和语义记忆（后来）中。她在总结所读的内容时，每一块控制发音的肌肉，以及横膈膜和胸部的肌肉，都将转变成与该语言中单词的声音相对应的特定形状。如果她之前学过法语，那么现在肌肉的功能就会完美无缺——喉部肌肉可完美协调地说出法语单词，不带任何口音。这种协调不是有意识地完成的，而是通过程序记忆完成的，它有时被错误地叫作"肌肉记忆"。实际上，肌肉没有记忆。相反，它们是在神经的带动下实现同步的。神经就像音乐指挥协调不同的乐器一样。手势、声音和关节肢体的屈曲会逐渐成为卡罗琳程序记忆的一部分。

　　如果你学过一门外语，那么请回想一下刚开始时的课程。假如你有一位充满热情的老师，你可能还记得最早的那些课程（情景记忆）。渐渐地，这些经验变成了语义记忆和程序记忆。教学的目标是通过内部言语和外部言语的结合，使人立即熟悉一门新语言。一旦达到了一定的流利程度，你就不再需要对自己的话语进行监测了。整个过程的发生成为程序记忆的一部分。只有当你遇到一个不认识的单词或习语时，你才需要停下来，有意识地查找这个词的含义（内部言语和语义记忆）。

　　那么，工作记忆在这些情况中扮演着什么角色呢？工作记忆能在大脑中同时保留几个事件，并根据需求或实际情况来对它们进行调整。唯一的区别是，在卡罗琳的法语课这个例子中，所用的语言并非英语。

了解这些不同种类的记忆，有时有助于解释那些看似无法解释的事情。

别关车库门

今天早上，我比平时早了一点儿出门遛狗（我的狗叫莉娅）。我离开家的时候，对我的妻子说："你出门拜访朋友时，别关车库门。"45 分钟后，我带莉娅散步回来，然后看到——你猜对了——车库门是关着的。

心理治疗师可能会问："你的妻子出于某种原因对你感到恼火吗？"或者，神经科医生可能会问："这是早期痴呆症的征兆吗？"但我认为，这两个问题都没有触及核心，也无法解释为什么我站在寒冬一月的清晨中不知所措（散步时，我通常不带手机）。我认为，最大的可能是程序记忆带来的强大影响。这是一种长期记忆，包括执行不同的技能和动作，而不需要通过有意识的认知来处理它们。

大多数人在开了几年车之后，就不需要去想驾驶车辆的机械操作了。驾驶员无须低头看挡位手柄就能知道汽车处在空挡、行驶挡位还是倒车挡位，司机能够"感觉到"。由于长期形成的习惯模式，驾驶可以通过程序记忆来进行，只需投入最少的意识。

当我妻子上车的时候，她的程序记忆突然启动，覆盖了15~20分钟前我特别要求她不要关车库门时建立起来的情景记忆。有时，当不同类型的记忆混淆在一起，结果可能不仅仅是让人恼火的，它们可能会造成悲剧。比如，父母把婴儿安顿在汽车后座上，却在到达目的地时遗忘了这个小乘客。几个小时后，父母回到车上，发现孩子已经在汽车座椅上死去。这种可怕的经历叫作遗忘婴儿综合征（FBS）。我们必须保持警惕，防止根深蒂固的程序记忆凌驾于情景记忆和工作记忆之上。

当我询问妻子她倒车驶出车库时心里在想什么时，她回答说："你总是在我离开家之后才出门遛狗。所以，我以为你还在屋里。"这个回答很有意思，我丝毫不怀疑它的真实性。她基于经验假设我在家，加上驾驶汽车的程序记忆被激活，对她的行为产生了比我之前明确要求不要关上车库门更大的影响。

就像这个例子一样，"我忘了"有时会涉及记忆处理的改变，而不是实际的记忆能力失效，记住这一点是很有用的。这种区别很重要，因为当你说"我忘了"的时候别人可能会对你发脾气。这三个字也许会让你丢掉工作、给你的婚姻带来危机，或者毁掉一段友谊。但"我忘了"可能是由一系列原因造成的，而这些原因往往与记忆缺陷或早期痴呆无关。它们很可能是由于调用了错误的记忆类型，而不是真正丧失了记忆力。

因此，从实际的角度来看，每当我们在日常生活中制造一个非常规的事件（情景记忆）时，都必须保持警惕，以免既定的程序记忆自动接管，从而造成不便甚至引发灾难。

博览会上的山羊

假设你正在美国马萨诸塞州的马撒葡萄园岛度假，并决定参加美国农业协会举办的畜牧博览会。由于你来自城市，几乎没有接触过农场动物，所以当你待在家畜周围时会感到紧张。在集市的牲畜区，你遇到了一头温顺的山羊，兴奋地看着山羊吃你手中的草料。因此，你将来再闻到草的味道时，或许会体验到同样的舒适悠闲的感觉，一如那天下午在集市上的感受。

下面让我们假设相同情况下，你进入了不同的场景。这次，山羊很不友好，当你试图喂它时，它想要咬你的手。如果你差点儿被咬了，那么新鲜草料的气味，甚至是山羊的照片或视频都可能会引起你的紧张情绪。

从此以后，这两种经历将以不同的方式被铭记。根据你与山羊的经历，你的大脑要么将这次互动记录为有趣（基于对温顺山羊记忆的积极价值），要么将其记录为差点儿导致你的几根手指受伤的惊险事件（基于对不友好山羊记忆的消极价值）。所有这些都说得通——好的或坏的经历将不可避免地导致相应价值的记忆。如果一段经历无论从哪方面来说都是消极或令人不悦的，那么你对它的记忆也可能是不安的。但其实，对不同经历的记忆如此巨大的差异仅源于一种微小的分子的作用。

在整个大脑中，我们发现了超过 25 种具有生物活性的肽（构成蛋白质结构的短链氨基酸），神经降压肽就是其中之一。

在我们假设的两次农业协会博览会参观期间，会发生下面的一系列反应：大脑对这两种经历做出反应，神经元释放出神经降压肽，从而将这两次经历（温顺山羊和不友好山羊）输送至不同的神经通路，并以积极或消极的记忆形式进行编码。

这两种情绪价值中，你认为哪一种对行为的影响更大？

如果你的世界观倾向于悲观，那么下面这个事实应该不会让你感到意外（或失望）：我们的大脑天生会优先对消极的经历做出反应。当你的财务顾问建议你不要过于频繁地查看自己的投资组合时，或许正是因为考虑到了这一点。根据短视损失厌恶原理，你越频繁地查看你的财务账户，你就越有可能发现损失，而且由于损失对大脑的影响大于收益，你更有可能因此进行买入或卖出操作，造成过于频繁的交易。根据布拉德·巴伯和特伦斯·奥丁教授的经典研究"频繁交易将损害我们的财富"，你恰恰不应该这么做。

回到博览会的例子上来。如果那只山羊真的咬了你，你很有可能将那次经历与负面情绪永久地联系起来。在愉快体验（山羊不咬人）的积极场景中，并没有什么特别的理由能让你在未来产生焦虑。因此，这段经历在你的大脑中留下的印象就不会那么清晰了。

将不相关的想法联系起来的记忆，比如"博览会""山羊""喂草"等，叫作联想记忆，它们常常与情绪紧密相连。这些情绪形成于大脑两侧的微小杏仁状区域中，叫作杏仁核。虽然杏仁核被称为大脑的"恐惧中心"，但它同样能够对快乐和其他积极情绪做出反应。

或许，记忆能力是避免或预防痴呆症的最重要因素。增强记忆力最简单的方法就是进行锻炼。在第 10 章中，我们将讨论一个你可以并且应该每天使用的方法。不过，首先让我们来了解一下大脑中另一个对理解痴呆症非常重要的区域。

第 5 章

额叶与思维

"我的妻子变了"

额叶位于前额的后方。如果你用食指和中指的指尖触摸前额，然后把手指向下滑到鼻梁，你就勾画出了额叶前部和下部的位置，两片额叶分布在大脑的两侧。了解额叶功能的最好方法是观察额叶损伤的后果。

我们来认识一下M女士，她是我的一位同事的病人。M女士45岁时已经成为一名成功的商人，就职于一家大公司。有一天上班时，她经历了首次癫痫发作。计算机断层扫描显示她的右额叶有一个肿瘤，需要手术治疗，手术也进行得很顺利。癫痫不再发作了，她停工在家休养。

在手术几个月后的一次检查中，她没有出现任何问题。然而，她的丈夫却发现了几个问题。他说妻子从前习惯早起，但现在起得很晚，而且一旦起床，还要花很长时间洗澡、穿衣服和收拾东西。她早晨经常会拖延很久才出门，导致她很少能在上午 11 点之前赶到办公室。

而且，当她坐在办公桌前工作时，很容易分心，总是从一个项目换到另一个项目，最后一个项目也完成不了。她在工作和家庭中的表现造成了难以弥补的影响，以至于她的老板和丈夫都觉得她"变了一个人"。

尽管很不情愿，她还是接受了心理测试。她的智商仍然高于平均水平，但她最大的障碍在于组织、安排和切换任务。她知道该做什么，也表现出愿意去做的意愿，却无法通过协调一项任务的各个组成部分来达到她想要的，以及别人期望的结果。

在她的神经科医生的帮助下，经过测试，M女士了解到了自己的问题是由于肿瘤，以及之后手术引起的额叶损伤。不过，她仍然坚信自己能表现得像以前一样好。她似乎在某个层面上意识到了自己的障碍，她偶尔会说自己可能无法恢复到从前，无法工作，但在另一个层面，她又完全否认这些问题的存在。这尤其令人费解，因为她在神经心理学测试（包括记忆力在内）中的表现处于正常到优秀的范围。

她的行为还有另一个奇特之处：她在日常工作中没出现什么问题，但每当需要提出一个新的想法时，她就会一败涂地。她在需要集中注意力、从背景材料中提取必要的信息、制订行动计划、灵活地应对不断变化的环境或评估自己行动的结果时的表现最差。而所有这些能力都是高级管理人员应该具有的职能，她要么无法做到，要么在执行这些职能方面表现出缺陷。那么原因是什么呢？因为这些程序是通过额叶来进行的，而她的额叶被肿瘤破坏了。

由于肿瘤的原因，M女士前额叶的 5 个主要功能都受损了：

- **驱动/动机**。额叶损伤后，个人追求和自我激励行为通常是第一个受损的。M女士曾经是一名雄心勃勃、积极进取的员工；受伤后，她很晚才上床睡觉。她的丈夫需要经常提醒和督促她按时去做一些事情。在工作中，她需要监督才能维持工作有条不紊地进行。

- **条理**。M女士难以保持语境中信息的正确顺序。由于无法对自己的表现进行监督，她常常从一个项目跳到另一个项目——几乎是一个项目还没怎么进行，她就把发散的注意力转移到另一个项目上了。由于无法整合多个信息来源（多任务处理），她一次又一次地回到之前看过的材料，但每次尝试进行信息整合都宣告失败。

- **执行控制**。执行控制涉及在头脑中保持大局观。一家中等规模公司的高管，为使公司以最高的效率运作，必须平衡许多相互竞争的利益。同时，执行控制也适用于个人层面。"要想使我的工作效率达到最高，我现在应该做什么？"M女士无法回答这个问题，因为她失去了额叶功能。

- **提前规划**。进行提前规划时，能够将事情的现状与自己的期望进行比较是十分必要的。由此产生的对未来的想象可以指导人们在达到目标的过程中改变并修正自己的行为。而额叶受损后，人就无法在脑海中长期维持一个稳定的未来模型。

- **自我分析**。世界上最受赞誉的额叶专家之一唐纳德·T. 斯特斯认为，"自我认知、意识或自我反思是额叶的最高心理属性"。M女士完全失去了分析能力，当她被问到自己是否恢复到了可以继续工作的程度时，她的思绪就会不断跳转。如果让她以客观解决问题的角度来看待这件事，她就会承认自己无法工作——然后，有时甚至在几分钟之后，她就会改变自己的看法。她对自己的缺陷及其所产生的影响缺乏正确的判断。

如果用一个词来概括额叶的功能，那就是思考——清晰、有说服力、有逻辑的思考。所有痴呆症都是上述五种额叶功能中的一种或多种出现思维障碍。此外，正如通过记忆练习可以增强记忆力一样，我们也可以通过逻辑、推理和抽象的练习来增强我们的思维能力。定期进行这些练习，可以增强我们的思维能力，并有助于避免痴呆症。

黑天鹅与抽样误差

没有主题就无法思考，我们的思考总是围绕着某件事。我们决定（或者受其他人影响，或在某些情形下被迫选择）了我们所思考的事物。思考和做白日梦的区别，在于将注意力集中在某个主题。

虽然有效的思考有许多不同的标准，但下面这几条尤为重要：逻辑、准确性、重要性、范围，以及最重要的——评估自己思维质量的能力和意愿。

传统意义上，思维可以分为演绎和归纳。演绎是指从一般性的规则开始，然后延伸到具体的例子："所有的狗都是动物，莉娅是一条狗。因此，莉娅是动物。"而归纳则需要从若干个具体例子中总结出一个一般性的规则。但需要记住的是，由归纳得出的概括有可能是基于不充分的抽样。比如，无论观察到多少只白天鹅，我们都不能得出黑天鹅不存在的结论。只有对天鹅进行更多的观察，克服这种抽样误差，我们才能证实黑天鹅的存在。

鱼和乌鸦的相同点

在 20 世纪早期，瑞士心理学家让·皮亚杰首先假设，思维始于童年时期，到 12 岁左右，儿童会进入他所说的"形式运算"阶段。在这个发育阶段，儿童可以用抽象的术语进行思考，遵循逻辑命题，并通过假设进行推理。皮亚杰强调遗传与成熟的重要性。他的研究可以总结如下：随着年龄的增长，我们的抽象能力也在增强。

与皮亚杰同时代的苏联心理学家亚历山大·鲁利亚不拘泥于严格意义上的遗传或年龄因素，对思维中文化因素的重要性同样进行了研究。他的研究是 1931 年在苏联一个偏远村庄的居民中进行的，当时苏联尚未全面推进比较现代化。鲁利亚的研究对象既不识字，也不会写字，他们一生都在棉花农场劳作。因此，他们的思维基于个人经历，而不是我们所说的基于抽象的逻辑思维。

鲁利亚是这样描述实验对象的思考过程的："在这种思维模式中，语言的主要功能不是形成抽象思维或概括，而是还原实际情形。"

鲁利亚举了一个例子，他向一个实验对象提问："鱼和乌鸦有什么共同之处？"不同于今天大多数人可能会说"他们都是动物"的答案，他的实验对象强调了两者的不同之处："鱼生活在水里，乌鸦会飞。如果鱼刚好浮在水面上，乌鸦就能啄到它。乌鸦可以吃鱼，但鱼不能吃乌鸦。"

对于鲁利亚的实验对象来说，抽象和概括是很难理解或表达的。但随着教育程度的提高，鲁利亚所说的从原始思维向抽象思维的转变逐渐加深。在 20 世纪后期，心理学家詹姆斯·R.弗林发现，抽象思维的能力与总体智商的提高有关。

但是，抽象思维的缺失不止存在于过去。蒙特利尔认知评估量表（MoCA）是评估早期痴呆症的黄金标准，其中就有一项抽象测试。这项测试给出相似的例子，比如香蕉和橙子，并要求被试者指出它们之间的相似之处（这个例子中，它们都是水果）。接下来，被试者需要回答自行车和火车、手表和尺子的相似之处。很明显，火车和自行车的相似之处在于它们都是交通工具，而手表和尺子的相似之处在于它们都可以用于测量。

并不是所有人都能对自行车和火车、手表和尺子的相似之处给出正确的回答。有一部分没有患神经或精神疾病的人也会给出这样的回答："火车和自行车都有轮子"；"手表可以戴在手腕上，几何课上可以用尺子来画角度"。这两个答案都没有体现出抽象思考的迹象。患有严重抽象障碍的患者会给出更具体的回答，而这类回答已经不存在任何功能上的相似性了："手表和尺子都可以用钢制作"；"火车可以在轨道上压过自行车，自行车也可以在十字路口撞上火车"。具象思维是精神分裂症和许多退行性脑部疾病（如阿尔茨海默病）的特征。但它也会出现在智力和教育程度较低的正常人身上。

使用具象思维而不是抽象思维仅仅是一个例子，用以证明思维障碍并不一定意味着精神异常或退化，而是存在于一个连续体中，其最终的结果取决于一个人的智力和受教育程度。

其他的奇特思维乍听起来不合逻辑，甚至很奇怪，但在特殊的语境中存在着特定的含义。比如，丈夫在上班前问妻子："今天，我应该坐公交车还是自带午餐？"这样的问题或许让人感到莫名其妙，但他的妻子不这样想。她记得，丈夫下雨天会开车去上班，在办公室吃自带午餐；晴天时，他会乘坐公交

车，并步行到附近的餐馆吃午饭。在这个例子中，任何不熟悉
具体情况的人都无法处理这种信息高度压缩的交流，它包含公
交车、自带午餐、餐馆午餐、开车以及天气。如果丈夫向除了
他妻子以外的任何人提出这个问题，并期望这个人能理解他的
问题，那么他会被认为患有思维障碍——其他人听到这个问题
会认为，丈夫的思维似乎是紊乱的。值得注意的是，如果让
其他人了解到丈夫和妻子之间的语言压缩，那么对无关的人来
说，这个看似思维障碍的问题就有了含义。这个奇怪的问题对
任何一个了解情况的人来说，都是完全合理的。丈夫最初问妻
子的问题并非关于自带午餐或乘坐公共汽车，而是询问当天的
天气状况。

好的思维和坏的思维

当我们形容某人是"伟大的思想家"时，我们在称赞他
（或她），认为此人的思维在数量和质量上都优于一般人。而另
一个极端情况中，我们用"无脑"这个词来形容那些不把事情
想清楚的人，那些在面对特别艰巨的智力挑战时似乎根本不思
考的人，那些在面对需要运用归纳或演绎的思维时，没有事先
考虑就冲动地回答的人。当指责一个人没有把事情想清楚时，

也意味着思考需要时间——问题越困难，思考所需的时间就越长。注意力有问题的人无法有效地思考，因为他们不能长时间保持足够的注意力来考虑不同的可行方案。

中世纪的经院学者历经数百年，建立了一套正确思维的规则，即逻辑学。这门学科建立的基础，是认为一个人只要有正确的思维，就能实现真理；如果思维不符合逻辑，就会出现错误。但这样的信念本身也出现了一个问题。机器能够遵守一些规则，所以狭义上来说，机器也可以思考。例如，如果快速计算也算作思考的一个例子，那么与超市里的大多数顾客相比，店里的收银机可以更有效地思考。

以上提到的思考发生在时间框架中，但在空间维度上也存在着关联。我之前提到的第一个思维练习，就可以作为一个空间比喻对思维产生影响的例子。

设想一下，公司发电子邮件通知你："下周三的员工会议提前了两天。"那么，你应该在哪一天参加会议？

选择周一还是周五，取决于心理学家莱拉·博格迪特斯基提出的"自我在动视角"或者"时间在动视角"。如果你认为，自己在时间上向前推进（自我在动视角），那么将会议提前意味着会议朝一个时间正向流动的方向推进——从周三到周五。如果你认为时间是一种向你移动的非个人的力量（时间在动视角），那么将会议提前意味着将会议从周三改到周一。

我们在思考时倾向于回归到空间和时间比喻，这说明语言往往是我们思考的决定因素。

美国语言学家本杰明·李·沃尔夫在 20 世纪 30 年代提出，语言塑造了我们思考和谈论世界的方式。语言越复杂，区别就越细微。虽然医生和律师使用的是常见词汇（如头痛或财产），但他们的使用方式更微妙。同样的情况也发生在能够说第二语言的成年人身上。无论他们对第二语言有多精通，都可能出现混淆变量。对于只有在母语中才有意义的习语来说尤其如此。

我的一个朋友的母语是法语，英语说得也非常流利。当她听到一群申请了几所大学的人把一所小型文理学院形容为"黑马"时，她感到很失望。讲述者的意思是，这所大学没有常青藤联盟大学的声望高，但它依然是一所非常好的大学，自己很愿意去读书。但这一观点没有被我的朋友理解，因为她在法语中从来没有见过与"黑马"相对应的词。

在这里，我并不是说具象思维在正常的心理景观中没有一席之地。事实并非如此。有时候，抽象思维会导致错误的结论，而这些本可以通过采取更具体的方法来避免。让我们来看一个谜题大师戴维·布克出的难题：假设你有一本 26 卷的《百科全书》，每一卷收录了字母表中的一个字母开头的所有词条，这些词条依次按照单词中后续字母的顺序排列。这 26 卷书按字母表顺序排列在一个长书架上，从左到右为 A 卷到 Z 卷。那么，"精神病学"和"心理学"这两个条目，哪一个离 A 卷更近？因为精神病学（psychiatry）里的第 6 个字母 i 排在心理学（psychology）里的第 6 个字母 o 之前，答案应该是精神病学，对吧？但这是错误的，想知道原因的话，请把精神病学和心理学这两个英文单词分别写在两张纸上，然后按字母排列的顺序把它们插入 P 卷书中，此时精神病学在书的前部，心理学在书的后部。

现在，把书合上放回书架。注意，这个时候，你需要把书调转过来。现在，这本书的第一页在右边，而最后一页在左边。那么此时，心理学（psychology）条目在左边，离 A 卷更近，而精神病学（psychiatry）条目在右边，离 A 卷更远。

尽管你可能在一生中往书架上摆放过成百上千本书，但直到你真正去做的时候，你才能意识到这种调转。你必须具体地思考和行动。

下面是另一个体现出具象思维价值的例子：把 NEW DOOR 这个词组的字母重新排列，组成一个单词。（Rearrange the letters of NEW DOOR to make one word.）在反复打乱和调整这 7 个字母的顺序之前，你要先注意题目的要求。要想解决这个难题，不仅需要使用具象思维，还需要额叶来抑制那些通常在做字母重排的谜题时被激活的自动反应能力。答案正是"一个单词"（ONE WORD）这个词组，它由 NEW DOOR 中的所有字母重新排列组成。

让我们用一个特别具有启发性的例子来结束这一章。如果回想一下之前的例子，你应该能够回答出来。这道题出自哲学家帕特里克·格里姆：

> 周二，一匹马驮着一个牛仔来到镇上。他在镇上待了整整 3 天。第一天，他在杂货店工作。第二天，他在马厩工作。第三天，他在警长的办公室消磨时间。隔日，这匹马周二驮着牛仔迅速离开了小镇。

这看起来很奇怪，不是吗？从周二算起三天是周五，不是周二。然而，这个叙述是没有问题的：周二，这匹马驮着他进城，三天后，这匹马周二驮着他出城。这个例子说明了心理定式或预期的强大影响。故事是故意设定的，让你以天为单位思考。但在这个故事中，周二不是一个日期，而是驮着牛仔来到镇上的那匹马的名字。一旦考虑到这一事实，这段故事就完全说得通了。

　　注意，所有这些例子所要求的是一种在具象思维和抽象思维之间来回转换的能力。如果你始终把周二看作一个日期，你就无法把它作为一匹马的名字来理解。我强烈建议用逻辑题和字谜来对抗痴呆，让你的思维保持灵活。（事实上，几年前我和解谜大师斯科特·金就这个问题合作出版了一本书：《有趣的大脑：谜题如何改善你的大脑》。）

　　有时候，我们需要完成前面例子中所提到的程序。下面这道老掉牙的题，你要么能立刻反应过来（或许因为以前听过），要么会感到莫名其妙。如果你不能立即想出答案，可以做一个居家小实验：

　　　　一个抽屉里有 23 只黑袜子和 7 只棕色袜子。你要拿出多少只袜子才能 100% 确定至少有一双袜子颜色相同？"

　　很明显，对吧？你只需要拿出三只袜子，就能得到一双颜色相同的袜子。

　　因此，有效思考总是要求我们从词语的通常用法（周二是一个工作日的名称）以及其他可能用法的角度来对词语进行思考，无论这种情况多么罕见（周二是一只动物的名字）。

　　这里还有一道题 "What occurs twice in a moment, once in

every minute, and never in a billion years?"（什么东西在一瞬间发生两次，每分钟发生一次，却在 10 亿年里从未发生过？）现在停下来，给你一分钟的思考时间。明白了吗？给你一个提示：重新读一遍这个句子。关键就在于这些单词中出现的字母 m：在"瞬间"（moment）中出现两次，"分钟"（minute）中出现一次，而在"10 亿年"（billion years）中一次都没出现。

以上的每一道题目都利用了你的额叶——"思维叶"的能力。所以，如果你想强化额叶，就多做这类题目吧。智力游戏（如填字游戏、拼图游戏、数独游戏、字谜游戏等）是你保持大脑额叶正常运作的最佳选择。还记得我之前提到的，我从来没有遇到过记忆功能正常的痴呆症患者吗？这个观察同样适用于额叶功能。如果主要的额叶功能由于重复练习而得以保持高度协调，那么患痴呆症的概率就会减少。

一个人最先进、最高级的心理过程取决于大脑两个特定部分的正常功能，这是一个多么让人感到谦卑的认识啊。当额叶或颞叶中的任何一个，或者两者同时出现功能障碍时，阿尔茨海默病和其他痴呆症就会随之而来。在接下来的章节中探讨其他几种主要的痴呆症时，请记住额叶和颞叶的这些功能。

第 6 章

名人与痴呆

本书中经常提到"阿尔茨海默病及其他痴呆症"这个词组。既然这些痴呆症的发生都没有阿尔茨海默病频繁，我们为什么还要在一本主要讲述对阿尔茨海默病的理解、预防和延缓的书中对它们进行讨论呢？首先，每种痴呆症都存在着一些与阿尔茨海默病共同的特征，以及其他一些相对特有的特征。例如，记忆总是受到阿尔茨海默病的影响，但记忆丧失并不是阿尔茨海默病所特有的，所有痴呆症患者在发病过程中的某个时期都会出现记忆衰退。有些痴呆症主要是神经精神疾病，影响行为和情绪。还有一些则表现为神经学家所说的运动障碍：比如虚弱、震颤、行动笨拙、经常性跌倒或动作迟缓等。

但归根结底，所有的痴呆症都包含神经精神和运动方面的两类症状。

因此，辨别不同种类的痴呆症需要能够区分细微的差异。这一点很重要，因为每种疾病都可能需要特定的治疗方法。不同类型的痴呆症的发病时间和预期寿命也有所不同。另一个显著特征是每种痴呆症的自然发展和患者对疾病的反应。

在所有的痴呆症病例中，患者所说或所做的事情最终都会引起其他人的注意。你不需要成为神经科医生或精神科医生，也能在某些时候意识到有些不对劲。以下是继阿尔茨海默病之后最常见的 4 种痴呆症，以及区分它们的方法。

罗宾·威廉姆斯最后的日子

2013 年 10 月，也就是喜剧演员罗宾·威廉姆斯去世前 10 个月，他向妻子苏珊抱怨，"肠道不适"让他担惊受怕。他说不清困扰他的是什么。之后的几个月里，他经历了惊恐发作，以及职业生涯中最为严重的事件——记不住泰迪·罗斯福这个角色的台词。回想起来，这似乎是一个特别不祥的征兆，因为就在三年前，威廉姆斯还能毫不费力地记住自己在百老汇歌舞剧《巴格达动物园的孟加拉虎》中厚厚的一沓台词，完全不会出现停顿或错误。

有时，威廉姆斯还能讨论和推理出最好的行动方案来查找自己出现问题的原因。"5 分钟后，他就一片茫然，陷入了困惑。"苏珊·施耐德·威廉姆斯这样说道。

其他出现的症状还包括：偏执、失眠，以及嗅觉丧失。最使人痛苦的是抑郁，这种抑郁一天比一天更严重。

威廉姆斯在一年多的时间里接受了各种检查、血液化验和身体扫描，尝试过药物治疗，做过物理治疗，请过私人教练，甚至尝试过瑜伽和自我催眠，但都无济于事。潜伏的病症不断恶化。

此时，医生做出了帕金森病的诊断。然而，威廉姆斯身体上的症状（震颤、前屈的驼背步态且手臂摆动减少）同时存在于帕金森病和他最终被诊断出的疾病中。

2014 年 8 月 11 日，威廉姆斯被发现死于美国加利福尼亚州天堂礁的家中。尸检报告确定直接死因为上吊自杀引发的窒息（缺氧）。脑部检查揭示了这个谜团：威廉姆斯患有路易体痴呆。

路易体痴呆是仅次于阿尔茨海默病的第二或第三常见的痴呆症，也是最难辨别的痴呆症。想想看，像罗宾·威廉姆斯这样一位财富显赫、闻名世界的演员，在寻求治疗方面毫无经济负担，却依然在得到正确的诊断之前就去世了。

与罗宾·威廉姆斯一样，路易体痴呆患者通常会表现出以下4个核心特征中的三个：

- 思维清晰度的波动，同时注意力和警觉性出现明显变化。（威廉姆斯难以记住台词，他的妻子描述他"陷入困惑中"。）
- 睡眠障碍。
- 出现帕金森病的一个或多个特征，如行动迟缓、震颤或僵硬等。（威廉姆斯出现了所有这些症状，因此被误诊为帕金森病。）
- 反复出现完整且细节详尽的幻觉。（"威廉姆斯去世一年后，我与他的一位医生交谈时得知，他在看过病历后，认为威廉姆斯很可能出现了幻觉，却没有告诉任何人。"苏珊·施耐德·威廉姆斯写道。）

罗宾·威廉姆斯很可能符合上述4个特征。同时，他还表现出了所有"用于确诊的支持性特征"，如冷漠、焦虑、抑郁、妄想、嗅觉丧失、便秘（自主神经系统受累的迹象）和短暂的反应迟钝。

使路易体痴呆的诊断更加艰难的，是罗宾·威廉姆斯曾有过吸食毒品和酒精上瘾的经历。他曾在去世前一两年内因酗酒接受过治疗，但没有迹象表明他在戒掉毒品后又复吸。不过，即使在没有药物或酒精成瘾的人群中，对路易体痴呆的诊断也常常是精神病学上的。（威廉姆斯也符合双相情感障碍中的许多标准。）

在路易体痴呆的所有症状中，幻觉最为突出。和威廉姆斯一样，许多出现幻觉的人都不愿对人提及，以免别人认为自己"疯了"。这些幻觉可能是各种各样的，比如觉察到视野边缘有个物体或一个人一闪而过；看到毛茸茸的小动物，比如死去的宠物；把衣架上的大衣当成真人；看到墙上出现图像，等等。随着疾病的进展，看到幻象的频率会逐渐增加，如看到小人儿（有位患者把它们叫作"小矮人"）、孩子，或可爱的动物等。

超过 50% 的路易体痴呆患者会出现帕金森病的特征，包括普遍出现的运动迟缓、与正常步态相比手臂很少或没有摆动、身体僵硬、颤抖和频繁跌倒等。

而像罗宾·威廉姆斯一样，医生只能在尸检时做出确定的诊断。病理检查显示出广泛性脑萎缩，主要影响情绪回路（边缘系统），并伴有路易体（神经元内分解产物的异常聚集）的存在。迄今为止，人们已发现了路易体中的 70 多种分子，其中一种名为α突触核蛋白的化合物是主要成分。由于路易体也存在于帕金森病患者中，路易体痴呆经常被误诊为帕金森病也就不足为奇了。

虽然没有尸检报告或脑活检那样确凿，但一些生物标志物能够高度提示这种疾病。其中一种生物标志物的检测很容易进行。在路易体痴呆中，有一种几乎普遍存在的现象十分令人费解，而夜间脑电波研究或许能够对其进行解释：这就是快速眼动睡眠行为障碍。患有快速眼动睡眠行为障碍的人在夜间可能会突然从床上跳起来，开始奔跑，直到突然撞到墙壁或其他障碍物。这是因为患有路易体痴呆的人不会在正常睡眠时保持肢体的暂时麻痹。因此，在失去了睡眠引发的正常身体麻痹的情况下，一个噩梦就可能导致做出真正的逃跑动作。

影像学研究中，内侧颞叶结构相对保持不变也可以提示路易体痴呆。

如果诊断成立，对症治疗可以在一定程度上改善病情。遗憾的是，目前还没有治愈的方法。

从确诊到死亡，与阿尔茨海默病患者相比，路易体痴呆患者的寿命大大缩短了。

谁赢了，比分是多少？

额颞叶痴呆是继阿尔茨海默病和路易体痴呆之后的另一种最常见的神经退行性痴呆，它占痴呆症的 15%。据估计，有 5 万~15 万美国人受到这种疾病的侵袭。通常情况下，发病年龄为 40~60 岁，实际上是最常见的早发性痴呆症。有的病例甚至发生在 20 多岁。这种痴呆症的病情进展非常缓慢，大约需要经过 3.6 年才能确诊。但额颞叶痴呆最不同寻常的方面是其最初的征兆：患者的行为变化总是导致这种病最初被误诊为抑郁症或其他精神健康问题。不幸的是，并不存在有效的治疗方法，疾病会稳步发展。

顾名思义，额颞叶痴呆主要影响额叶和颞叶。判断、抽象化、思考和行为调节是额叶最重要的功能。

在早期阶段，患者的行为表现很难与正常反应区分开来。例如，如果杏仁核和边缘系统（一个用于内部感知和外部表达负面情绪的回路）的其他部分被错误地激活，那么任何人都能表现出脾气暴躁和言语或身体攻击。在健康人身上，这种情绪的爆发是由额叶施加的抑制作用来阻止的。我们会像朋友或训导员一样说服自己："冷静下来。你对这样一件小事的反应有点儿过度了。"但对于额颞叶痴呆患者来说，额叶受损，因此无法发挥抑制作用。

脾气暴躁，常常是额颞叶痴呆的最初迹象。

我有一个病人，最终被诊断为额颞叶痴呆，他就是额叶受损。在一次晚宴上，他闹得非常难看，后经转诊来到我的科室。起初，他本不想参加晚宴，并强烈表达希望待在家里看电视上的篮球比赛。而他的妻子提出了一个非常合理的建议，让他设定自动录播，把比赛录下来，以便晚上回家后观看比赛。他同意了，但补充道，自己不想知道最后的赛况，希望等回到家以后再观看比赛录像。

一切都很顺利，直到一位客人离开餐桌，去了趟洗手间，回来的路上正好瞥见了电视上的比赛的最后时刻。这位客人回到桌旁，在自己的位置上坐下，说道："如果在座有篮球迷的话，比赛是这样结束的……"然后说出了最后的分数。我的病人突然爆发了，他从椅子上站起来，大声吼叫，甚至动手推了那位客人。

接下来的几个月里发生了更多类似的事件，最终，他被确诊为额颞叶痴呆。除了发脾气之外，额颞叶痴呆的症状还包括记忆力减退、迷失方向、具体思维、反应迟钝、缺乏动力/动机、无法感知社交线索（无论是来自他人还是情境），以及最终丧失与他人进行想象性认同的能力（晚宴上的情绪爆发预示着这一点）。

额颞叶痴呆存在 3 种变化。我的这位病人出现了行为变化：思想和行为上的精神症状很突出。正如我的病人一样，首先出现的是行为去抑制。他无法正确看待篮球比赛，情绪爆发的强度甚至超过了球员的教练或亲属的表现。在之后的几个月里，脾气暴躁被第二条判断依据所取代：冷漠或缺乏动力。即使是经验丰富的精神病学家或神经学家，也常常将这种症状与抑郁症混淆，一个冷漠的人无法唤起任何兴趣或热情，对一切感到平淡无味。冷漠的体征是双手摊开，耸耸肩问道："那又怎样？"

最后一个依据是对他人失去同情或同理心。几年前，在为公共广播拍摄《大脑》系列节目时，我们采访过一位额颞叶痴呆患者。当妻子坐在他的床边时，他这样说："她得了乳腺癌。所以，我不知道我还能指望她照顾多久。"那是一种毫无感情、近乎机械的语调。他没有表现出任何关心或语言上的安慰，只是给出简短而直接的评价。不出所料，这让他的妻子泪流满面。

"额颞叶痴呆是很特别的，"美国麻省总医院额颞叶痴呆科与脑转换测绘中心的布拉德·迪克森说，"它不仅会造成认知能力的丧失，还可能造成影响深远的性格变化。患者可能会感到难以自控，表现出幽默反应的改变、缺乏同情心、易怒和丧失社交礼仪，从而导致严重的沟通障碍。"

布鲁斯·威利斯的语言障碍

如果颞叶受累，尤其是左颞叶，说话和语言方面就会受到影响。失语症——无法理解自己说出和听到的语言——是最初的症状。随后可能会出现行为上的症状。

2022 年 3 月，国际知名影星布鲁斯·威利斯因言语困难退出演艺圈，他被诊断为失语症。想想看，对演员来说，还有什么比失语症更让人无力呢？对这一职业的要求之一就是要有能力迅速、精确和用近乎完美的发音说出正确的台词。威利斯渐渐地失去了这种能力，尽管有各种提示和道具可以帮助记不住台词的演员，但他最终还是没有达到语言表演可接受的最低限度。

无论是在戏剧中还是在普通公众中，失语症的患者都难以构建语法和句法正确的句子、找到正确的词语，以及理解词语的含义。因此，患有颞叶障碍的人往往会避免交谈，除了与乐于接受和耐心的听众交谈外，他们通常会完全避开其他人。原发性进行性失语症（PPA）这个术语是指表达或理解语言困难。

在后来的 11 个月里，威利斯的症状越来越严重，最终神经学家诊断他患有原发性进行性失语症，继发于额颞叶痴呆。

不幸的是，额颞叶痴呆无法治愈；治疗只能针对一些严重的行为症状，例如额叶功能障碍引发的攻击性爆发。虽然额颞叶痴呆的病因尚不明确，但可能与两种异常蛋白在大脑中的积聚有关，即 τ 蛋白或 TDP-43 蛋白。到目前为止，至少有 15 种基因的突变被发现与这种疾病有关。这表明，额颞叶痴呆的不同表现可能是由不同原因造成的。

阿尔茨海默病、额颞叶痴呆以及路易体痴呆都属于神经退行性脑部疾病的范畴。这些疾病都是由于大脑结构、化学或脑电功能的退化而导致的异常行为。大多数患者最初都会出现精神行为症状。

"精神症状并不缺乏科学上的相关性，相反，它们是理解痴呆症的关键，它们反映了这类疾病的解剖学和化学性质。"加利福尼亚大学旧金山分校威尔神经科学研究所记忆与衰老中心主任、医学博士布鲁斯·L. 米勒说。

"对心脏有益的，就对大脑有益"

心脏和大脑是亲密的伙伴，共同维持健康的认知功能。尽管到目前为止，我们几乎将所有注意力都集中在大脑上，但心脏及心血管系统一旦患病，大脑几乎不可能正常运转。血管性认知障碍不仅会导致其特有的痴呆类型（血管性认知障碍和痴呆症，简称VCID），而且在所有其他痴呆症中也起到次要作用。

第一种血管性认知障碍和痴呆症是脑卒中。如果治疗不成功，脑卒中的最终结果是大脑中一个或多个部位的组织受到破坏（梗死）。例如，如果负责一侧手臂和腿部运动的大脑部位受到影响，那么患者的另一侧身体就会瘫痪。如果脑卒中波及大脑后部视觉纤维聚集处，就会导致失明，在极少数情况下还可能会伴有对视力丧失的否认（这种现象称为安东综合征，稍后会详细介绍）。

第二种血管性认知障碍和痴呆症表现出缓慢的进行性损害，影像学检查可以显示血管性脑损伤的证据。尸检时，血管性认知障碍和痴呆症很少或不出现斑块或缠结，但有多个大脑区域遭到破坏（显示为腔隙），同时伴有皮质上的大面积梗死和皮质下区域的小梗死。

单纯的阿尔茨海默病与单纯的血管性认知障碍和痴呆症很难进行区分，因为它们都会出现相同的失能症状。两者的特点都是前期的功能衰退，严重时足以干扰社会关系，进而丧失进行日常活动的能力。通常，计算机断层扫描或磁共振成像扫描可以区分这两种疾病。虽然阿尔茨海默病的脑成像可能只显示一些轻至中度的整体性萎缩（脑组织丢失），但血管性认知障碍和痴呆症所展现出的血管损伤通常为广泛的动脉硬化症状，这种损伤（或与阿尔茨海默病合并）形成了继发性痴呆症的基础。

哈罗德是一位年近 80 的老人。5 年多的时间里，哈罗德出现了记忆问题、语言障碍，尤其是无法理解别人的话、脑卒中后继发左脚拖行、烦躁易怒，以及抑郁。这里的关键诊断要素是脑卒中，其他的问题都不够明确，只能说明他患上了一种类型不明的痴呆症。在 5 年后的尸检中，哈罗德的大脑显示出中至重度动脉粥样硬化，并伴有分散的脑梗死。同时，人们还发现了阿尔茨海默病会出现的缠结和老化斑块。那么，最终的诊断是什么呢？尸检报告显示："绝大多数发现与血管性认知障碍和痴呆症有关，也存在一些显示阿尔茨海默病的证据。"

哈罗德的例子中，阿尔茨海默病的存在表明，血管性认知障碍和痴呆症可以与其他痴呆症并存。

血管性认知障碍和痴呆症自身存在着一些矛盾之处。虽然它是痴呆症最常见的原因之一（也许是第二常见的原因），却常常被忽视，因为在许多情况下，它的发病并不容易引起注意，几乎不会出现神经精神病学指标。哈罗德就是一个典型的例子，他表现出易怒和抑郁，但没有出现妄想或幻觉，否则一定会引起亲人、朋友和医生的注意。在这种情况下，血管性认知障碍和痴呆症的特点是继发于脑部小血管梗死之后，此时病情会出现一段极其缓慢的进展。

血管性认知障碍和痴呆症的另一方面很有意思。它是过去25年来唯一一种普遍认为发病率下降的痴呆症。"我们确实发现，随着时间的推移，大脑动脉粥样硬化和动脉硬化的发病率大幅下降。"拉什大学医学中心的弗朗辛·格罗德斯坦在2022年出版的《美国医学会神经病学杂志》上写道。动脉粥样硬化和动脉硬化都是心血管疾病的罪魁祸首，研究结果表明，过去几十年来，美国为减少血管危险因素和改善血管健康所做出的努力是富有成效的。有一个经常被提到的口头禅："对心脏有益的东西，就对大脑有益"，恰好由此证明。

更重要的是，这些发现有助于对痴呆症的总体控制。如果你遵循健康的生活方式计划（包括饮食、运动、糖尿病控制等，可参考美国心脏协会推荐的饮食建议），至少有一种形式的痴呆症（血管性认知障碍和痴呆症）是可以预防的。此外，考虑到血管性认知障碍和痴呆症通常是其他痴呆症（尤其是阿尔茨海默病）的一个诱因，那么我们应该坚信生活方式可以改变、延缓，甚至可能预防至少一种或多种形式的痴呆症。

至此，我们对 4 种最常见的痴呆症的原因进行了描述。阿尔茨海默病遥遥领先，其次是路易体痴呆、血管性痴呆症、额颞叶痴呆和帕金森病。除了重要的差异之外，它们有什么共同之处呢？显而易见，是年龄。所有这些疾病都涉及老年人（除了罕见的早发型阿尔茨海默病和额颞叶痴呆病例）。除了这些例外，我们在前文中讨论的其他常见的痴呆形式都发生在中年以后。

那么，年轻人对痴呆症有免疫力吗？大约 10 年前，答案会是"年轻人（十几岁到四十几岁）患痴呆症非常罕见"。但这个答案已经不再正确了。

由于橄榄球、足球、曲棍球甚至拳击等运动的广泛传播，一些人从事体育运动 20 年甚至更久。在他们的职业生涯中，即使是业余运动员，也可能遭受反复的头部撞击，导致慢性创伤性脑病（CTE）。

嗡嗡的脑袋

连续重复性头部损伤会引发大脑中一连串的变化，导致一种异常形式的 τ 蛋白的积累。这种废物积聚在脑细胞内，甚至在头部不再受到伤害后仍然会扩散。由于慢性创伤性脑病具有独特的病理特征，并且主要位于大脑皮质的浅层，因此慢性创伤性脑病只能通过死后的大脑检查来确诊。有一种特殊的τ蛋白异常变异只出现在有重复性脑外伤史的大脑中。不同于阿尔茨海默病，慢性创伤性脑病的大脑可能只有淀粉样斑。用显微镜检查可以区分这两种疾病。

　　以下是慢性创伤性脑病的发展过程：头部外伤会导致脑膜（大脑外层）内的小血管（动脉）损伤，τ蛋白聚集在动脉周围的神经元中。接着，蛋白质发生泄漏，导致炎症，这反过来又导致额外的τ蛋白积累。最终，由于反复的头部损伤，大脑的自然清除系统无法清除像τ蛋白这样的废物。

　　鉴于针对"多少次头部损伤足以导致慢性创伤性脑病"这一观点存在不同意见，研究人员采用了另一种研究方法，对运动员参加特定运动的年数进行统计，结果发人深省。

　　每从事 2.6 年的竞技性全接触橄榄球运动，患慢性创伤性脑病的概率就会增加一倍。至于在美国越来越受欢迎的足球，运动员患痴呆症的概率比从未踢过足球的人高 62%。更触目惊心的是，这种风险在运动员中的分布并不平均。守门员并没有出现任何提高患痴呆症的风险，但外场球员的风险颇高，比如头球可能导致后期痴呆症的发展，这不仅是一个征兆，而是有依据的事实。

　　斯德哥尔摩的卡罗林斯卡学院发表在《柳叶刀–公共卫生》杂志上的一项研究显示，职业生涯较长的外场足球运动员患痴呆症的风险最大。1924—2019 年间来自顶级联赛的 6 007 名足球运动员的健康记录显示，8.9% 的精英球员患有痴呆症，而非运动员（样本抽取自普通人群）患有痴呆症的比例为 6.2%。该研究的发起人恰当地指出，他的发现并没有建立因果关系："即使我们有能够建立因果关系的完美数据，如何处理这些数据也是一个涉及价值观的问题……需要每位运动员来做出决定。"

　　慢性创伤性脑病相关的病变发生顺序与阿尔茨海默病有着显著差异，阿尔茨海默病通常（但并不总是）始于记忆问题。而在慢性创伤性脑病中，最初的变化有情绪和行为失控、烦躁不安和"容易发火"——不耐烦和愤怒，伴随着出口伤人，甚至是身体上的伤害。这些症状也叫作"神经行为失调"，它们既标志着疾病的开始，也决定了疾病的可能病程。与这些情绪与行为变化交织在一起的，是短期记忆的困难，包括难以形成新的记忆、迅速遗忘，还有所谓的虚构，即出现对从未发生过的事件的记忆。通常，这些认知变化在发生情绪爆发的几年后会出现。如果不了解这个顺序和时间，慢性创伤性脑病就会被错误地诊断为阿尔茨海默病。慢性创伤性脑病的最后阶段为轻到重度痴呆。

公众对慢性创伤性脑病信息广泛传播的反应，导致了一些
父母不愿意孩子参与橄榄球或足球运动。这属于反应过度吗？
很遗憾，这个问题不可能有一个明确的答案。前文提到，每个
球员所遭受的头部创伤程度不尽相同。这种风险随运动、在赛
场上的位置、身体接触的频率和激烈程度而变化。这些因素不
能简单地用比赛次数、上场时间与鉴定出的脑震荡频率对等来
衡量。训练的环节也应该算入常规比赛中，但通常情况下没有
算入。

既然单一的头部损伤可能是慢性创伤性脑病的潜在原因，
那么在机动车事故中遭受轻微脑震荡的人呢？他们是否也容易
患上慢性创伤性脑病？这是一个积极的诉讼问题，在法庭上通
常采取交叉询问的形式，如"我的当事人在机动车事故中所受
的头部伤害增加了他以后患痴呆症的概率，不是吗？"鉴于我
们如今对头部创伤和痴呆症的了解程度，这是一个很难明确回
答的问题。

由于复杂的脑成像技术的发展，神经学家能够证明，大脑
可能会由于创伤而受到损害。我指的不是那种通常会导致颅骨
骨折或长时间失去意识的严重头部外伤。即使不是医生，你也
能猜到这种严重的头部创伤可能导致某种程度的脑损伤。我所
说的是轻微的头部创伤，通常是"磕了一下"、"眼冒金星"或

者"脑袋嗡嗡的"。

这些平常用到的形容词，实际上指的是脑震荡的经历。"脑震荡"这个词来自拉丁语 concutere，意思是"轻微震动"。虽然这个词很常用，但对其含义的理解不太清楚。因此，在深入研究慢性创伤性脑病之前，有必要对脑震荡进行一些了解。

反复的脑震荡最常发生在竞技运动中。由于运动在很大程度上是年轻人的事情，慢性创伤性脑病也就代表着发生在年轻人（从10多岁到30多岁或40岁出头）身上的主要痴呆症形式。

过去10年中对脑震荡的研究表明，失去意识甚至不是必要条件（不到10%的脑震荡会导致失去意识）。如果这种所谓的头部脑震荡经常重复发生，则可能导致永久性脑损伤，但不会导致痴呆。

波士顿大学阿尔茨海默病研究中心的罗伯特·斯特恩博士说："越来越多的证据表明，（运动员）即使在一个赛季之后，重复的脑震荡创伤也会导致认知、生理、代谢和结构上的变化。"这句话的意思是：如果你遭受了足够多的脑震荡损伤，你的大脑就会发生变化，导致你的思维质量下降，脑部的化学组成和结构的完整性降低，最终导致慢性创伤性脑病。

脑震荡与头部受到物理撞击所产生的具体过程有关。顺便说一句，头盔能有效地防止颅骨骨折，但无法避免脑震荡。这是为什么呢?

与人们普遍的观点相反,大脑并不是紧紧地固定在头骨中的。它松散地悬浮在脑脊液中,脑脊液可以作为轻微创伤(比如头撞到橱柜上)的缓冲。但在较为严重的创伤中,比如橄榄球中的擒抱摔倒,大脑很容易遭受头骨内的直线性、横向和旋转力作用,突然加速或减速,导致大脑对头骨内表面的直接撞击。同时,这种速度和方向上的突然变化也会导致大脑细胞及其伸长部分(神经束)遭受剪切力(撕裂),反过来又会导致电离平衡(钠、钾和其他离子)和代谢(释放减缓神经冲动速度的化学物质)的变化。这些因素的综合作用会导致思维迟缓——患者或许能够正确回答出一些常规问题(比如"你现在在哪里?"),但在回答之前要思考几秒钟。头盔对这一切起不到任何缓解的作用。

在大多数情况下,脑震荡可以完全恢复,但那些持续反复脑震荡的预后却不太乐观。一个运动员越早开始从事像橄榄球这样的运动,头部受伤和脑震荡的概率就越大,因而患上慢性创伤性脑病的可能性也就越大。

慢性创伤性脑病有着很长的历史,至少可以追溯到20世纪初,当时这种疾病主要在拳击手身上观察到。20世纪20年代末以来对拳击手的研究发现,一些东倒西歪的拳击手患有一种被称为"拳击性痴呆"的疾病，如今已被列为慢性创伤性脑病。人们认为，重复性脑损伤激活了一系列的化学变化和脑组织结构退化。

我约在 12 岁就对拳击产生了兴趣，现在，我遇到过好几位说话含糊不清、脾气暴躁的职业拳击手，他们大部分患有慢性创伤性脑病。甚至有一位在我这里进行常规治疗，他曾是一位重量级拳击冠军。也许你会觉得奇怪，甚至可能觉得虚伪，像我这样受过脑科学训练的人，竟然对公认会破坏健康大脑功能的东西感兴趣。

简单来说，我对拳击这种终身爱好始于对霸凌的反抗。我成长的那个时代，人们对待儿童霸凌的态度，是"让孩子们自己解决问题"。因此，我必须学会保护自己。直到今天我还清晰地记得，在上了几堂拳击课，并在学校操场上打赢了一场拳击比赛之后，我再也没有遭到霸凌了。但学习一些"甜蜜的科学"（特指拳击运动）技能的一个意想不到的，或许是不幸的副作用是，我一生都对这项运动保持着兴趣。明白了吗？你不认同吗？也许你是对的。但我将在本书接下来的部分讨论到，即使我们是善于推理的生物，我们也不完全是，甚至并不总是符合逻辑的生物。

第 7 章

逻辑、统计数据与痴呆

了解了痴呆症的历史及其变化，现在是时候讨论最有趣的问题了：

痴呆症是代表了一种与正常功能完全不一致的状态（定性差异），还是代表了始于完全正常的认知，扩展到严重精神障碍（定量差异）的一系列状态呢？

请注意，这些问题并不完全是科学方面的。要找到其中的原因，我们需要进入逻辑领域。你无须接受正式的逻辑训练（尽管这会很有帮助），就能够在干扰逻辑思维的荆棘丛中迂回前行。

想要总结出关于阿尔茨海默病的一些结论，我们需要对研究中所用到的思维过程进行检查。错误的假设往往会导致错误的结论。

如果不进行逻辑思考，我们就无法找到阿尔茨海默病的病因、治愈或姑息性治疗的方法，也就无法对自己患病的概率进行估计。

相关不等于因果

对逻辑思维最大的挑战是什么？是将"十分常见的相互关联"与"原因"区分开来。比如下雨天，或者有可能下雨的日子里，我们都会带雨伞。但雨和伞之间存在着的相互关联不是因果关系。有些人不觉得下雨有什么要紧，他们可以接受阴天下雨的风险，于是不带伞就出门了。毕竟，一旦下雨了，人们总可以从街头小贩那里买到一把便宜的雨伞。

这种行为就如同一个人一听说有可能下雨，就带着雨伞去上班一样合乎逻辑。实际上，这种区别与逻辑无关，而是与个人对承担风险的态度有关，或者在这种情况下，是承担麻烦的态度。

接下来，让我们看看能够将"原因"与"相互关联"区分开来的情况。

因果关系总是包含解释性，它可以解答"为什么会发生这种情况？"这个简单的问题。比如，你在楼梯上仰面滑倒，从几级楼梯上摔下来。CT扫描显示出两处小骨折——很疼，但不需要手术。此时，椎体创伤和骨折之间是因果关系——没有跌倒，就不会骨折。

相关性或因果关系并不总是容易区分的。比如，酗酒会导致吸烟吗？尽管这两者常常同时出现，但并不存在因果关系。吸烟和饮酒都涉及重复的、有害的习惯性行为，并且都很容易失控。因此，它们经常同时出现，也就不足为奇了。但是其中的一个行为并不会导致另一个行为的出现。它们的关系仅仅是相关的，毫无因果关系。

当两个变量同向变动时，相关性就是正的。比如，你摄入的热量越多，体重就会增加得越多。（暂时不考虑锻炼和平时活动水平）。当两个变量向相反的方向变动是，相关性也可以是负的。比如，花的钱越多，同时存款不变，你的银行账户余额就越少。虽然相关性并不意味着因果关系，但因果关系总是具有相关性。诀窍就在于找出其中的区别。

相关性就像犯罪调查中的间接证据。间接证据代表着某种关联形式，可能具有说服力，但并非绝对令人信服。你需要确凿的证据。

如果有人得了阿尔茨海默病，那么，这是一个可以根据因果关系来解释的可预测的事件，还是由于某些未知因素造成的？在某种程度上，患上阿尔茨海默病的概率相当于被闪电击中一样。

百万分之一

2022 年 8 月 4 日，在一场大规模雷暴中，有 4 个人一起蜷缩在白宫对面的一棵树下，不幸被闪电击中。半秒内 6 道闪电劈下，其中 3 人当场死亡。唯一的幸存者是 28 岁的安柏·埃斯库德罗–孔托斯塔蒂斯，她在雷击前正等待丈夫来接她参加生日庆祝活动。

虽然大家都知道雷雨天站在树下是不明智的，但很多人并不清楚忽视这一规则的明确后果。"我一直认为，如果一棵树被闪电击中，它会着火，而你只需要逃离这个火源即可。"埃斯库德罗–孔托斯塔蒂斯在事发后接受电视采访时说道。

除了对闪电的认识不同之外，还有其他几个因素会干扰逻辑思维。首先，人们经常在暴风雨时躲在树下，而通常不会被闪电击中。他们可能会将这个行为合理化："我也许可以在这棵树下站几分钟"。在绝大多数情况下，他们能侥幸地平安无事。

此外，由于人们的经验有限，关于被闪电击中可能性的不同相关性也因人而异。由于熟悉效应，任何有过类似埃斯库德罗-孔托斯塔蒂斯的闪电伤害经历的人，未来在大脑中都会夸大因暴风雨被闪电击中的概率（即使没有闪电发生）。这些人可能会搜索一些相关的数据库，如LightningMaps.org网站，这个网站发布按地区划分的雷电活动地图，每20分钟更新一次美国境内任何地方发生的雷电情况。人们可能会读到，甚至记住这样的事实，比如佛罗里达州是美国闪电之都，在过去的50年里，这里发生了2 000起闪电击中人的事件，其中30人死亡。这甚至会导致他们做出不去佛罗里达州的决定，如果他们是佛罗里达州的居民，他们甚至会搬离。

那么，仅仅在报纸上读到或在电视上看到白宫雷击事件相关描述的那些人呢？我猜他们不太可能去查询LightningMaps.org网站（我也是直到进行这项研究时，才第一次访问这个网站）。他们也更有可能从以下这些统计数据中得到安慰：2003—2015年，美国每年只有35人死于雷击。他们更有可能从这一通常被夸大的统计数据中得到安慰：被闪电击中的总体概率约为百万分之一。

考虑到所有这些，你被闪电击中的可能性有多大？这是一个比乍看起来更难回答的问题。首先，在没有任何个人限定条件的情况下，单凭统计数据很难估计个别情况下的概率。在普通人群中，一个不确定的人遭遇雷击的概率与一个特定的人（你或我）成为雷击受害者的概率有很大的不同。我们是活生生的、会呼吸的、会做决策的生物，我们可以采取具体措施来减少这种可能性（稍后会详细介绍）。相比之下，统计学中的人只存在于电子表格或其他模型中。

首先，这种概率会因某些模式和特征而改变，比如下雨时从不外出。此外，它同样因你居住的地方而异。如果你住在美国蒙大拿州，遭遇雷击的概率大约是249 550分之一，比"百万分之一"要高得多。

还有几个与雷击有关的因素仍未得到解释。男性占所有雷击死亡人数的近80%。而对这种差异的解释是极度概括性的。"男性由于其行为方式，被闪电击中的风险更高，因此比女性更容易遭遇雷击并死亡。……男性不愿意承担为躲避雷击而带来的麻烦。"美国国家闪电安全委员会2020年的一份声明中这样写道。

最后，我们来看看处于室外-室内的频率。从常识的角度来看，如果你大部分时间都待在室内，似乎很难被闪电击中。无论你住在美国的哪个区域，大体上都是这样。而事实上，1/3的雷击发生在室内。闪电以直击雷的方式进入房屋——穿过延伸到建筑物外面的电线或管道，或者击中房屋附近的地面。一旦进入建筑物，闪电就会穿过电气设施、电话、无线电或电视接收系统，以及管道。因此，人们在使用电脑、电视，或仅仅是接触电线时就可能遭遇雷击致死或受伤。由于管道也能充当导体，有的人还可能在洗碗或洗澡时死亡。

正如你可以降低遭遇雷击的概率一样，你也可以降低患上痴呆症的概率。无论你做什么，都无法保证不遭遇雷击或不患上痴呆症。

我之所以如此详细地讨论雷击，是因为这个话题与患痴呆症的概率有很多相似之处。在这两种情况下，可能性都取决于多个变量随时间发生的概率，没有一个变量是完全可预测或可控的。

如果你觉得这个讨论过于理论化，请你相信我。导致阿尔茨海默病和其他痴呆症的因素，与我们必须进行的思维过程密切相关。

另一个混淆相关性和因果关系的例子是：一些人（包括我在内）发现，如果可以在考试时喝咖啡或茶，标准化考试的成绩就会更好。那么，我们可以得出这些饮料能提高智力的结论吗？

并不能。饮料只是帮助我们集中注意力、集中精力。在咖啡或茶的作用消散后，我们又会回到注意力不那么集中的精神状态。所有这些都是相关的，但不是因果关系。有时，这种相关性也会起到相反的作用：饮用过量含咖啡因的饮料会引起焦虑或不安，这十分不利于我们想达到的专注状态。某个因素不能被确定为因果关系还存在着其他原因。比如，你昨晚睡了多长时间？你为考试做了多少准备？如果你做好了准备，并且真正理解考试的内容，那么你正常的水平和注意力应该就足够了，不需要任何兴奋剂来强化认知。

相关性无法上升到因果关系的层面，其中存在着两个障碍。首先是混杂变量的存在——在决定两个事件的关系是相关还是因果的时候，这些变量是无法测量的，甚至经常没有被考虑到。例如，冰激凌、碳酸饮料和啤酒的销量与室外气温有关。因此，在夏季的月份，这些产品的销量都会上升。但这种联系并不是因果关系，因为气温升高同样会导致许多其他的现象：空调使用量上升、去泳池的人数增加、淋浴降温等。所有这些行为都与气温升高相关，而冰激凌的销量只是众多与气温升高相关的因素之一。

其次，有时两个变量始终相关，实际上可能形成因果关系，但无法确定哪个变量导致了另一个变量的变化，这就是所谓的方向性问题。或者，你可以通过提出因果关系的问题缩小或扩大范围，这样就会产生完全不同的答案。比如，是什么促使你读这本书的？是因为你对预防痴呆症，尤其是阿尔茨海默病的方法非常感兴趣吗？或者你读这本书是因为你突然产生了读一本书的欲望，而出于某种原因，你手边只有这本书？这些截然不同的相关性问题会引发不同的回答。

　　某些情况下，某一种解释或许会从其他几个解释中脱颖而出，成为所谓的"原因"。就拿刚才提到的从楼梯上摔下来的例子来说。我们确定了创伤和椎体骨折之间存在因果关系，而摔倒的原因并不能解释这里的因果关系。这里有一张图表，显示了与在家跌倒相关的一些因素。

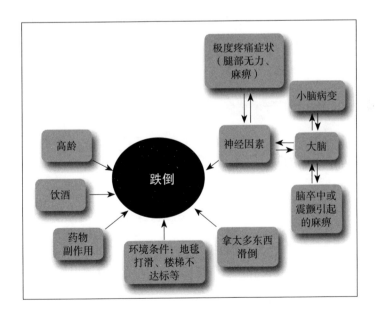

这些因素并非单独起作用。伤者可能是老年人，患有神经系统紊乱，比如糖尿病引起的腿脚麻木，并服用一种或多种影响平衡感的药物。再喝上一点儿酒，所有从楼梯上摔下来的必要因素就集齐了。这些因素都起作用，确实不是某一个因素导致跌倒，而是一个或多个因素促成的结果。所以，导致跌倒的因素仅仅是相关的，而椎体骨折是跌倒的直接影响（因果关系）。

我们常常把发生的事情归咎于因果关系，不管是好事还是坏事。*Post hoc ergo propter hoc*，在此之后，所以是因为这个是最常见的逻辑错误。由于大脑的结构和功能，我们是需要解释的生物，无法容忍不确定性。即使是一个错误的解释，似乎也比没有解释要好。人类是理性的生物，但正如我在前文中提到的对拳击保持兴趣一样，我们并不总是遵循逻辑。

不那么神奇的 99.9%

如果一家社区零售商店 99.9% 的顾客在 0~5 的评分中打了 5 分（最高满意度），那么你会从这家商店购买裙子或西装吗？如果一家家庭经营的社区小餐馆的 99.9% 的老主顾评价为非常满意，你会去这家餐馆吃饭吗？

如果你对这两个问题的回答都是肯定的，那么你或许做出了正确的决定。的确，社区零售商店出售的连衣裙和西装的数量和社区小餐馆供应的饭菜的种类都很少。不过，当绝大多数人对自己买到的衣服和餐食感到满意时，你很可能也会感到满意。

那么，你愿意在安全率高达 99.9% 的医院做手术吗？如果一家商业航空公司的质量和安全率约为 99.9%，你愿意乘坐它们的飞机吗？

由于涉及住院治疗和搭乘飞机，一些完全不同的因素开始发挥作用。随着赌注越来越大，达到人们所期望的结果的可能性必须尽可能接近 100%。

具体来说，如果一家医院的系统在一年内整体保持 99.9% 的质量等级，那就意味着医疗程序错了 144 次。这代表着每天有 18 个新生儿被配错父母，或者一年内有 567 例心脏起搏器植入术出现失误。航空业中，99.9% 的质量绩效意味着更加灾难性的后果，这表示每个月有 800 多架飞机坠毁。现在，让我们在阿尔茨海默病的背景下来审视这一比例。

目前，一项备受期待的阿尔茨海默病血液检测的准确率为 85%，与 99.9% 的准确率相差甚远。然而，这项测试有望在未来几年内得到广泛应用。当你考虑这个问题的含义时，请思考一下：

　　如果 99.9% 还不够好，那么接近多少才算好呢？答案是"5个 9"。对高风险情况的要求，是不低于 99.999% 的质量控制。99.999% 的最后两个 9 至关重要。

　　在一年的时间里，停电 240 分钟代表了 99.954% 的停电可靠率。在某些情况下，这是可以接受的。事实上，如果你在一个极度依赖电脑的办公室工作，我敢打赌你每年都要经历超过 240 分钟的故障时间，而不会产生任何严重的后果。但如果你在一家大型金融公司工作，而停电恰好发生在关键时刻，那么停电 240 分钟可能意味着无法访问证券交易所的每一分钟都会造成数千，甚至数百万美元的风险。那么在 240 分钟内，根据停电时段的分布情况，我们可能损失数百万美元。所以，99.954% 并不是一个足够好的可靠性评级。一年的停电时间少于 5 分 15 秒对应于 99.999%。即使这样，如果在错误的时间发生停电，后果也可能很严重。

错误的推理

　　经常应用于统计学的错误推理也值得关注。让我们来看看发表在《柳叶刀》上的这个错误推理的例子，它是由哥本哈根气候共识中心主席比约恩·隆伯格首先发现的。这个推理从一个无可争议的事实开始："在不到 20 年的时间里，全球老年人因高温死亡的人数增加了 68%。"现在加上这个条件："高温致死人数的增加是由于气温迅速升高造成的。"加上"由于……造成"的限定词后，这一论点就从相关性（热寂与年龄相关）转变为因果关系："老年人因高温死亡是由气温迅速升高引起的。"

　　然而，这里没有提到 65 岁以上人口的增长。在过去的 20 年里，65 岁以上的人口增长了 60%，在考虑了人口增长的因素后，统计结果是，与高温有关的死亡人数增加了 5%，而不是 68%。根据人口群体增长（在本例中为正增长）调整死亡人数是统计学一个基本的做法，但由于某种原因，统计学家忽略了这一点，而缺乏先见之明的杂志编辑也没有要求这一点。如果稍微扩大一下调查范围，就能让事情变得更清楚一些。

　　极端高温导致的死亡的另一端是极端寒冷导致的死亡。尽管存在巨大差异，但《柳叶刀》上的这篇文章根本没有提到这一点：2000—2019 年，美国和加拿大平均有 2 万名老年人死于高温，而与低温相关的死亡人数为 17 万。

　　隆伯格发表在《华尔街日报》上的文章写道："基于如今的人口规模，目前的气温导致老年人死于高温的人数增加约 1.7

万人，但也导致低温死亡人数减少 50 多万人。"

很明显，报道高温死亡而忽视低温死亡是一种误导。要想获得全球气温上升影响的有效标志，我们有必要考虑人口增长，以及与高温、低温相关的死亡人数的增长等因素。

但这些也不能归咎于倾向性的陈述。通过将老年人口的普遍增长，以及低温相关死亡人数的信息整合，我们能够将一个可怕的统计数字（老年人中与高温相关的死亡人数增加 68%）转变为一个可控的数字（5%）。

两难的选择

由于统计数据追求冷静、理性的客观，因此情绪似乎只起了很小的作用。这里说的是正确推导和应用的统计概率。但大多数人都能想到一些在统计学上对我们来说显而易见，却不被其他人接受的事例，反之亦然。

例如，我在几年前治疗过一位 35 岁左右、癫痫发作的妇女。标准药物对控制她的癫痫发作无效。一个月内，她会发作两三次。由于癫痫发作存在着危险性，有时甚至是致命的（在最上层楼梯或在浴缸里发作时），这位病人的癫痫发作控制并不尽如人意。

但在我开始使用一种新的抗惊厥药后，她不仅癫痫发作停止，而且由于新药的副作用，她的体重减轻了 25 磅[①]多。开始服用新药 6 个月后，我的病人发生了脱胎换骨的变化。她的癫痫在后来的几个月中一直没有发作，身材还变苗条了，这正是她以前一直很向往，但没能保持下去的。就在此时，统计数据进入视野。

生产这种抗惊厥药物的制药公司向医生发出了一封警告信，称服用这种药物的患者中出现了几例严重的血液异常。统计学家得出结论，服药的人患上这种血液异常的概率是十万分之一。

我清楚地记得，我和我的病人坐在一起，并告诉了她这些事实。她认真地听着，问了几个相关的问题，然后说："我不想继续用这种药了。"

我试图和她"讲道理"（我对我们之间交流的描述）："如果我是你，我肯定会接受这种概率，继续服药。"

她有点儿不耐烦地回答说："我想你已经说得很清楚了，医生，但我们在这里讨论的是我要做什么，我不打算服用一种有十万分之一概率会引发血液异常的药物。"两个月后，她重

[①]　1 磅 ≈ 0.45 千克。——编者注

新出现在我的办公室里。她的癫痫发作频率上升到一个月一两次，体重也增加了 20 多磅。

那么，在这种情况下，你会做出什么决定呢？

尽管可能没有意识到这一点，但每个人的风险承受能力可能与其他人，甚至与我们最亲近的人，都有着明显的不同。后来有一次，我的病人的丈夫陪她来就诊，并且向她提出了与我之前相同的论点。在说服她重新开始服药的方面，他和我一样都不太成功。

在谈到风险因素的统计时，类似这样的困境很少被考虑到。如果一种能有效治疗阿尔茨海默病的药物最终被开发出来——我相信它一定会成功——那么这种药物肯定会带来风险，某些情况下可能会带来严重的风险。相应地，一些患有早期阿尔茨海默病的人可能会拒绝服用这种药物，或者推迟用药，以观察未来一年左右病情发展的情况。如果拖延的时间足够长，他们甚至可能恶化到无法给出真正知情同意的地步。那么，之后该怎么办呢？

雷神的困境

假设你的医生说："我们现在有一个测试，可以预测你在

65 岁之前患阿尔茨海默病的可能性。这个测试并不是 100% 有效——没有任何测试是 100% 有效。如果测试结果呈阴性，你患阿尔茨海默病的概率只有 10%；如果测试结果呈阳性，你在65 岁时患阿尔茨海默病的概率是 90%。你愿意参加测试吗？"

对此，你会如何回答？

下面是第二个问题：如果你选择参加测试，结果只有你自己知道，你会介意吗？换句话说，你的医生会给你提供检测试剂盒，并指导你如何自行使用，测试的结果只有你自己知道。当然，你可以分享结果，但这不是必要的。

还有另一种选择，测试可以在医生的办公室进行，结果会被录入你的病历中。你会选择哪一个？为什么？

为了方便讨论，我们来假设你选择不参加测试，因为如果测试结果是阳性的，那就太糟糕了。你能否预见到，在今后的某个时刻，自己可能会面临参加测试并与他人分享结果的压力？例如，未来的婚姻伴侣可能会觉得他或她有权知道测试结果，以此决定是否生孩子，或者在结婚之后是否购买长期护理保险。

如果你选择参加测试，结果是阳性的，你会怎么做？更具体地说，假设你从父母身上分别继承了一个基因——APOE4。这种不幸的基因分配结果使你患阿尔茨海默病的可能性增加了

10 倍以上。面对这个让人瞬间清醒的消息，你会选择继续过你以前的生活，还是选择退出？很明显，你的经济状况对你的回答有很大的影响。所以，为了消除这个无关的因素，让我们假设你很富有，比如说你的职业是一名电影演员。假设你喜欢表演，你会继续你的演艺生涯吗？

实际上，这个例子并不像乍看起来那么随意。2022 年 11 月，演员克里斯·海姆斯沃斯在探讨长寿的系列纪录片《无限》中扮演的角色做出了一个重大决定。在节目中，海姆斯沃斯与专家交谈，探讨了人类如何活得更长久、更健康，并拥有良好的自我感受。作为节目的一部分，海姆斯沃斯决定自愿接受基因检测。这一集记录了他得知测试结果的时刻。

当他的阿尔茨海默病基因测试结果（呈阳性）出来后，医生和该剧的制作人达伦·阿罗诺夫斯基没有在镜头前公布结果，而是私下与海姆斯沃斯进行了交谈。后来，海姆斯沃斯告诉《名利场》杂志，这个测试证实了他"最大的恐惧"。他宣布暂时离开演艺圈，并告诉英国广播公司（BBC）记者，这一消息"引发了我休息一段时间的想法"。后来，海姆斯沃斯详细解释了这一点，他表示自己会利用这段时间采取"预防措施，因为它们将影响你的余生"。

让我们花点儿时间来分析一下海姆斯沃斯到底在说什么，

或者至少是在暗示什么。首先，他的意思是，他需要投入几乎所有的时间来采取措施预防阿尔茨海默病。而本书中提出的预防措施，或者我所了解的任何其他来源，都不需要如此专注地投入这项任务中。更大的可能性是，海姆斯沃斯的决定是基于他的情感联系，而不是理性联系。顺便说一句，我没有在批评他。如果海姆斯沃斯的结果落到我们身上，我们又将怎么应对呢？

目前针对 β 淀粉样蛋白异常的血液检测依赖于所谓的淀粉样蛋白概率评分，即疑似患者的大脑中存在的足以在淀粉样蛋白成像研究（正电子发射体层成像）中显示出来的斑块的可能性，这是目前阿尔茨海默病的诊断金标准。淀粉样蛋白血液测试结果与正电子发射体层成像结果存在 85% 的一致性。换种说法，在 15% 的情况下，结果是不匹配的。即将投入使用的新一代测试有望将百分比提高到 90%（只有 10% 不匹配）。事实上，90% 是正电子发射体层成像的准确度，剩下 10% 的测试者将在不确定度周围徘徊——与前文讨论的 99.999% 相去甚远。

欢迎来到预测性测试的美丽新世界。由于遗传学和干细胞研究的进步，普遍且易于管理的预测性测试将很快应用于阿尔茨海默病等退行性疾病。事实上，它们可能会变得像显示性别的产前检查一样普遍。

曾在邮局工作的修女

痴呆症发作的经历与从楼梯上摔下来不同，从楼梯上摔下来是不可预测、突然的，并且会带来诱因明显的最大程度的伤害。痴呆症则更像是在游泳池里，从浅的一端开始，慢慢地走向深的一端。

一项名为"修女研究"的关于衰老和痴呆症的有趣研究表明了这种痴呆症的逐渐发病。这项研究始于 1986 年，由流行病学家戴维·斯诺登发起，对美国各地修道院的 678 名修女进行研究。研究开始时，一些修女身体机能正常、健康，而另外一些则表现出不同程度的残疾。她们的年龄从 75 岁到 103 岁不等。斯诺登选择修女作为他的研究对象，是因为在大多数情况下，她们过着非常相似的生活：没有过量饮酒，基本上不吸烟，生活和工作环境相似。斯诺登与同事们查看了所有修女一生中的医疗记录，以及家庭、疾病和教育记录。这些修女的社交和工作资料也提供给了斯诺登。

除了这些信息来源，斯诺登还获得了一些独有的资料：每位修女在加入修道会时所写声明的副本，通常是在 22 岁左右。这些写于几十年前的自传体文章，为斯诺登提供了从她们进入修道院开始，到 20 世纪 70 年代及之后进行的认知测试的认知发展过程。在浏览这些自传体文章时，斯诺登发现，身体功能最好的修女与那些患痴呆症的修女，在"认知密度"方面有所不同：前者能够通过寥寥数语将许多想法和观点表达出来。

其中一位修女在 93 岁时接受采访，她经常用钩针织毛衣、打牌和散步，并且当时她刚刚写完一本传记。她在 70 年前曾写过一段话："1921 年读完八年级后，我想成为曼卡托修道院的一名修士，但我自己没有勇气征求父母的许可。于是，埃蕾达修女代替我征求了父母的许可。"

与此形成对比的是另一位修女的陈述，她现在已经 90 多岁了，有痴呆症的迹象，她在 20 岁出头的时候写道："我离开学校后去邮局工作了。"

前一位修女描述了她在职业选择中遇到的困难、矛盾，以及她的不情愿。她不敢向父母提起她的职业愿望。相比之下，第二位修女在开头只是简单地说了一句她进修道院之前在哪里工作。

"修女研究"还有许多其他有趣的方面（但为了阐明主要观点，我略去了很多内容），比如它强调了这种疾病的长期发展轨迹，它可能在患者表现出客观迹象之前的几十年就开始了。因此，"修女研究"让我们更加相信阿尔茨海默病在医生和家人首次发现之前就已经发病很多年了。

第 8 章

如何预防阿尔茨海默病？

要命的宠物

我们先来了解一个原则：增加患痴呆症概率的因素也提供了预防痴呆症的方法。

下面三个人正在热烈地讨论宠物。

"我是一个爱狗的人。没有什么比狗更适合陪伴我的了。"第一个人说。

"我妈妈在家里养过很多猫。我长大以后，也继承了她的偏好。"第二个人说。

“我嘛，我喜欢要命的宠物。”第三个人说。

“你喜欢要命的宠物？”另一个人满脸不相信地说。

“我没说‘要命的宠物’，我说的是‘养鱼当宠物’。”

*　　*　　*

另一个情境中，同一个人在与一位摄影师同事聊天时也出现了类似的听力错误。

“给你看几张监狱照片。”这位朋友说。

“监狱照片？你拍监狱的照片干什么？”

“不是监狱照片，是棱镜照片。”

*　　*　　*

最后一个例子还是这个人，他与妻子一同参观博物馆。他们走到一尊青铜雕像的前面，这是一头手执盾牌的狮子。

“看看这个名儿。”他的妻子说。他仔细地看了整个雕像，说：“我没有看到任何名字。上面肯定没署名。”

　　"我没问艺术家的名字。我是让你看那头狮子的毛儿——漂亮的鬃毛。"

* 　 * 　 *

　　尽管这种听错的经历对其他人来说很有趣，但对有听力问题的人来说一点儿也不好玩。听力下降的人不仅对单词的体验与说话者的意图不同，而且整个交流的线索都可能受到影响。

　　"要命的宠物"这句话可能会引起别人的怀疑、震惊，甚至一点儿反感。将前面的对话错听成"要命的宠物"、"监狱"和"名儿"导致了对说话人意图的错误解读。这些发作是轻至中度高频次听力损失的典型表现。在 75 岁以上的人群中，50%的人都存在致残性听力损失。根据 2020 年《柳叶刀》痴呆症预防、干预和照护委员会的报告，听力损失是痴呆症最大的潜在可改变风险因素，占痴呆症病例的 8%。请把这句话再读一遍，因为它很重要。

　　始于 2011 年的美国国家健康和老龄化趋势研究（NHATS）在 2023 年发现，与听力正常的人相比，65 岁以上中至重度听力损失的人患痴呆症的概率要高出 61%。

　　"与年龄相关的听力损失是中年痴呆症最重要的可变风险

因素，"任教于意大利巴里阿尔多莫罗大学、研究听力损失影响的国际专家马迪娅·洛祖普内博士说。

在美国神经病学学会的官方期刊《神经病学》的一篇评论文章中，洛祖普内博士进一步阐述了"认知耳"的概念："'认知耳'是一个有争议的术语，它意味着除了耳朵和听皮质之外，听觉功能还要受到其他皮质的相关区域的处理。"

换句话说，不仅仅是听错了内容，而且还误解了意思，这些错误的听觉印象被并入了不恰当的反应：对"要命的宠物"产生疑虑，试图搞清楚一个与执法部门没有关系的摄影师朋友是如何在"监狱"里拍照的，寻找雕像上的艺术家的名字。如果持续时间足够长，这种听错的结果可能会导致认知发生变化。如果忽视这些认知变化而不进行治疗，就可能导致痴呆症。

听力损失对痴呆症的影响因国家而异。在美国，单纯继发于听力障碍的痴呆症病例数量比世界上其他地方要低。一项针对 9 412 名参与者的巴西老龄化纵向研究显示，听力损失在总体频率中排名第三（6.8%），仅次于受教育程度低（7.7%）和高血压（7.6%）。种族和民族因素的影响较小，贫困对结果的影响不大，最富裕和最贫穷的地区仅相差约 6%。作者在对阿尔茨海默病及痴呆症研究的预印本中写道："巴西预防痴呆症

的潜力高于高收入国家。教育、高血压和听力损失应该是首要
因素。"

各国听力损失之所以有所差异，其中一个原因是医疗保健
水平所致。类似于耳垢堆积等一些简单原因在全世界范围内都
是最常见的导致听力损失的因素。治疗方法只需把耳垢从耳朵
里清除掉即可。在印度，由于缺乏医疗服务，这种治疗通常由
未经医学培训的从业者在非正式环境中进行（显然相当成功）。

加倍努力

当人们在正常情况下与听力正常的人交谈时，听别人说话
会刺激前颞叶皮质内的听觉区域。但如果语言能力因听力损失
而永久性退化，那么前颞上皮质和后颞上皮质就会被激活。

此外，在语言退化的情况下，大脑中通常负责注意力和其
他认知过程的区域开始活跃。这些区域包括额叶，尤其是左额
叶脑回。伴随着这些区域的激活，通常会出现主观上努力的感
受。这个人必须更加努力地集中注意力来理解对话。这种额外
的努力占用了大脑中通常用于评估和形成对所听到内容的反应
的区域。因此，听力受损的人的机能通常效率较低，并遗漏或
可能听错别人对他说的话，尤其是一些细微差别。

为了体会这一点，请想象一下自己正在学习一门新语言，比如西班牙语。作为学习过程的一部分，每周你都要和母语是西班牙语的朋友们一起聚会。大家一致同意，聚会期间只讲西班牙语。对你来说，这些聚会提供了一个非常有益的机会。但要求也很高，说实话，有点儿累人。你必须非常努力地集中精力以便听清对方所说的话，并按照你想要表达的意思做出回答。一个听障人士在听别人说话时也是相似的经历。听错可能会导致误解，而误解可能会令人尴尬且带来麻烦，由此导致轻度认知障碍，如果持续的时间足够长，甚至会导致痴呆症。同样，逻辑思维也可能受到影响。

随着听力损伤的进展，患者还可能出现幻听等精神症状，包括说话声音或音乐。幻听的说话声音往往不传达任何内容，但有时可能包含一些内容。而音乐声通常是无法辨认的，只是偶尔可以辨认。

如果听力损失最终导致痴呆症，那么使用助听器可以获得一定程度的辅助，来抵消病程的进展。大量文献表明这是一种有效的策略。为了公平起见，请让我在这里坦白一件事：错听成"要命的宠物"、"监狱"和"名儿"的那个人正是我。大约在 10 年前，这些情景首次表明我正在经历轻至中度的听力损失。它们也警醒我去寻求帮助。如今，我已经戴上了助听器，它给我的生活带来了巨大改变。这是我下的一个赌注，希望听力下降的矫正可以帮助预防早期认知障碍，这可能是阿尔茨海默病的前驱症状。

查尔斯·吕林和小人儿

后天感觉剥夺的第二种形式与视觉有关。我们主要是视觉生物。如果被问到我们更愿意失去视力还是听力，大多数人表示更愿意失去听力。实际上，失去视力比失去听力更不容易导致痴呆症。许多将我们与其他人联系起来的信息都是从听觉获得的：从别人的声音、熟悉的人和场所等声音中发现情绪的不同。正如海伦·凯勒所说："失明使人与事物隔绝，而耳聋将人与人分隔开来。"但我不想过于强调这一点。无论是听力损失还是视力丧失，最终都会增加患痴呆症的可能性。

1760 年，生物学家兼哲学家查尔斯·邦纳注意到，90 岁的外祖父查尔斯·吕林看到的东西只有他自己看得到。几个月后，吕林接受了双眼白内障手术。不幸的是，他的视觉功能进一步恶化。查尔斯·吕林自称能看到缩小但细节清晰的男人、女人、鸟、各种动物、建筑物、挂毯和马车等影像。虽然这些幻觉让邦纳很担心，但他的外祖父并不担心。查尔斯·吕林欣然承认，在他眼前出现的人和事物都不是真实的，而是他想象的产物。除了这些奇怪的幻觉外，他的认知能力完好无损，总体健康状况良好，没有任何精神疾病的迹象。

在接下来的半个世纪里，包括神经学家、精神病学家和眼科医生在内的内科医生，在解释视力丧失和幻视之间的奇怪联系方面逐渐取得了进展。然而，这些进展对于许多不愿意承认自己幻觉的病人毫无帮助。但谁能责怪他们呢？看到别人看不到的东西，或者看到不存在的东西，几乎普遍被认为是精神错乱的表现。随着这种疾病——以其最初的发现者得名为邦纳综合征——越来越容易被识别，并进行深入研究，其中有一个相关性非常突出：视力越差，出现幻视的风险就越大。

精神科医生和神经学家对这种疾病的起源产生了分歧。尽管几乎所有人都把邦纳综合征和视力丧失联系在一起，但许多精神病学家把重点放在了幻觉的内容上。另一方面，神经学家和眼科医生淡化了幻觉内容的重要性，坚持认为这种情况是由患者的视力受损或丧失引起的。

今天，我们将邦纳综合征归入"获得性感觉剥夺综合征"的范畴。与前文描述的听力损失一样，视力受损会使大脑孤立。如果没有正常的视力和声音，大脑的视觉或听觉中枢会以幻视或幻听的形式产生自发冲动。

与幻视相比，那些出现幻听的人往往相信他们所听到的事物是真实的。这种对幻听真实性的信念感，有时会发展成偏执狂。

不过，请想象一个听力失常的人（相信幻听）的经历，并与一个意识到幻象并不存在的失明的人进行比较，这种差异就说得通了。盲人可以很容易地与他人保持情感联系，因为可以听到并与别人交谈。但是，耳聋患者被剥夺了谈话，以及诸如声调、说话速度和情感共鸣等具有社会导向性的东西，这确实容易滋生怀疑和偏执。

眼罩引起的谵妄

1958 年，艾弗里·怀斯曼医生和小托马斯·保罗·哈克特医生在《新英格兰医学杂志》发表的文章中描述了患者在眼科手术后的精神状态。当时的白内障手术需要患者在术后立即使用眼罩。他们的论文提醒人们注意这样一个事实：许多白内障患者在术后变得神志不清（一种完全可逆的痴呆症），完全失去了方位感，并伴有视觉上的幻觉。

怀斯曼和哈克特指出，这种后来被称为"黑块谵妄"的病症并不是由白内障直接引起的，也与手术无关，而是由于使用眼罩导致视觉的丧失。在高度进展的情况下，患者在时间和地点上都迷失了。他们还产生了逼真但可怕的幻视。由于症状在夜间更严重，医生们得出结论，病人在白天可以获得的正常听觉刺激——仅次于繁忙的医院病房的一般嘈杂声——但在夜间这种刺激消失了，因为夜间病房相对是安静的。在这种情况下，没有任何听觉或视觉刺激，双眼暂时丧失视力就导致了幻视的发生。

"在这种有点儿类似于感觉剥夺的情况下，误解可能会转变为妄想，焦虑可能会转变为恐慌，"这是医生的叙述。对于这种令人困扰的疾病，治疗方法很简单：不要同时治疗两只眼睛。这种对病人和医生来说都痛苦的经历，正是当今眼科医生一次只对一只眼睛进行手术的原因。即使双眼都需要摘除白内障，手术也要分两次进行，间隔至少两周。

眼盲而不承认

我在作为一名神经精神科医生生涯的早期遇到过一个极端的例子，正好印证了视觉和信念的分离。那是一位 59 岁的女患者，由于脑卒中，她完全失明了。所有的检查都证实了她的失明。如果我把一个小手电筒放在她眼前，她无法确定手电筒是开着还是关着。然而，她与我之前遇到的所有视力丧失的病人完全不同的是，她声称自己能看见，并不是盲人。我和其他为她看病的医生一样，花了很多时间向她解释检查结果。随着我们讨论的逐渐深入，她变得越来越暴躁。最后，她怒气冲冲地从床上跳了起来，冲到病房的另一端，直接撞到了一堵墙上，我根本来不及阻止她。她撞得很重，显然根本没想到自己会撞到墙。那一刻，我才后知后觉地意识到，这个女人患有安东综合征，她的幻觉让她否认自己失明。

塞涅卡在《道德书简》一书中首次提到了这种病症：

> 你知道哈帕萨特，她是我妻子的小丑；她仍留在我家里。突然间，这个傻女人失明了。听起来很不可思议，但我向你保证这是真的。她不知道自己失明了。她一直让佣人给她换个地方，说她的房间太黑了。

我的病人，就像塞涅卡提到的那个小丑一样，是典型的身体形象障碍，特别是对身体缺陷缺乏认识，在这个例子中表现为不承认自己失明。在这种（幸好）罕见的疾病中，"我没有失明"这句话掩盖了因失明而导致的视觉丧失。

邦纳综合征、黑块谵妄和安东综合征突出了感官刺激（或

失去感官刺激）与思维，尤其是信念之间的相互作用。永久性
的视力丧失是一个大问题，因为大脑内的部分视觉通路（特别
是位于大脑两侧后部枕叶皮质的视觉末端器官）被破坏了。

通常情况下，知觉与信念是相辅相成的，知觉是最终的仲
裁者。（比如我们常说的"眼见为实"。）但有时，错误的信念会
压倒感官提供的证据。当一个人失去听觉或视觉时，信念可能
会误入歧途。声称直接看到某事不如相信某件事更可靠，这种
说法当然会受到怀疑，甚至嘲笑。

"等等。我可以解释这一切。"被妻子当场抓住的丈夫结结
巴巴地说。"你是相信我说的话，还是相信你那双会骗人的眼
睛？"我想我们都知道，他的妻子会相信哪一个消息来源。

第 9 章

对抗阿尔茨海默病和其他痴呆症
行之有效的生活方式

好奇心让你长寿和成功

多年前，我对那些七八十岁时仍然保持创造力的美国成功老年人进行了一些研究。他们是怎么做到的？是什么样的态度和习惯让他们获得成功、保持大脑的健康衰老？

通常，长寿被视为一种成功的衰老。但事实并非如此。对大多数人来说，仅仅活着而对生活质量没有任何要求，这是无法接受的。在我看来，更好的衡量标准是在八九十岁时仍然拥有能够终身获得成功的特质。为了探究这个问题，我对这个年龄段富有创造力的男性和女性进行了采访。我问他们的问题是，什么对他们的持续成功贡献最大。

我的访谈对象包括：

莫里斯·韦斯特（80 岁），写了 27 部小说，当时正在写他的《教皇》系列的第一部小说。

查尔斯·古根海姆（71 岁），纪录片导演，他在职业生涯中 4 次获得奥斯卡金像奖。

丹尼尔·肖尔（80 岁），美国全国公共广播电台记者、多产的评论员。

C.范恩·伍德沃德（88 岁），美国最受尊敬和最有影响力的历史学家之一，当时仍担任《牛津美国史》的编辑。

阿特·布奇沃德（73 岁），美国知名专栏作家，著有数十本著作，其中包括影响力巨大的自传《离家：回忆录》和《阿特·布奇沃德的巴黎》。

哈里特·多尔（86 岁），65 岁才开始写作，小说《伊巴拉的石头》获得美国国家图书奖。

遗憾的是，所有这些受访者在经历了漫长而成功的人生后，现都已离世。

自那次研究以来，我在随后的几年里又加入了一些关于健康的大脑功能和如何预防阿尔茨海默病的采访。我的受访者最常提到 10 种人格特征和因素，这些都是保持健康的大脑功能、创造力和预防阿尔茨海默病的因素：（1）教育，（2）好奇心，（3）精力，（4）保持忙碌，（5）定期锻炼、进行体育活动，（6）接受不可避免的局限，（7）对新奇事物保持好奇，（8）一生都保持心理连续性，（9）维持友谊和社会关系网，（10）与更年轻的人建立和培养联系。

我的所有受访者最常提到的特质是好奇心。阿特·布奇沃德在我们的讨论中总结了好奇心的重要性：

要想保持创造力和敏捷的思维，你必须想出别人没有想到的东西，或者你必须用新颖的方式去处理熟悉的事物。但最重要的是，你必须有一种好奇心。例如，就在几分钟前，当我在马撒葡萄园岛（我们做访谈的地方）散步时，我遇到了一起轻微的交通事故。我停了下来，因为我对涉案人员、事故是如何发生的、为什么会发生感到好奇。其他人遇到这种情况都会匆匆走过，只想到保险之类的事情，比如谁被牵涉，谁可能要付钱。但这并不是保持思维敏捷和精神活力的方法。你必须对别人和别人做的事保持好奇。车里的人是谁？他们要去哪里？他们对这个没那么严重的事故反应如何？我对这类事情很好奇。如果你不再自发地萌生兴趣和好奇心，那么无论你多么年轻，你都将遇到麻烦。事实上，我相信兴趣和创造力可以延长和提升生命。我相信那些对周围的人和事感兴趣的人会生活得更好，而且会感觉自己更年轻。

想想这 10 个因素，你可能会联想到身边一些心智功能完全正常的长寿老人，他们能够作为其中一个或多个因素的范本。我的母亲活到了 95 岁，她一直保持着好奇心。我记得我上小学的时候，她的阅读习惯真的很惊人。她平均每天读一本书，涉猎内容十分广泛。在她身上体现出了上述 10 条因素中的大部分："与更年轻的人建立和培养联系。"

她总向我解释："如果你想保持思维敏捷，那就花时间和年轻人交往。这样你就会知道有什么新鲜事物。"

我问她："难道年轻人不会冷落你，只想和同龄的人交朋友吗？"

"确实，"她回答说，"但你脸皮可以厚一点儿。不要为此生气。说些他们或他们家人的好话，他们通常会想更好地了解你。"

多年以来，我在这个列表中增加了一些特质，有些是根据其他采访了解到的，有些则是源于生活经验。其中涉及弥补一些与年龄有关的缺陷。任何超过 55 岁的人最终都不得不面对身体上的疾病，而这些疾病带来的次要影响就会对思维造成损害。其中最常见的是听力受损，与年龄相关的听力减退会使我们逐渐丧失与周围人联系的能力。

随着听力障碍的恶化，患者可能会越来越难以理解谈话的大意。因此，他们很容易倾向于独自待着，或者只有在特殊情况下（环境安静、交谈对象很少，或者为了便于读唇语而安排直接的面对面交流）才和别人交流。在某些职业中，比如演员或治疗师（这两种职业都需要处理每个单词的细微差别），可能会给职业生涯带来致命打击。

女演员安吉拉·兰斯伯瑞于 2022 年 10 月去世，终年 96 岁。在她职业生涯的最后几年里，她出演了诺埃尔·考沃德的舞剧《欢乐的精灵》，当时的她需要戴着耳机才能跟上提示，这一表演为她第五次赢得美国托尼奖。她告诉《纽约时报》戏剧记者帕特里克·希利："你不会想做这种事情的。在我们这个年纪扮演重要的角色，名字出现在大屏幕上，如果需要的话，我们会寻求一些帮助。"兰斯伯瑞要求《欢乐的精灵》团队提供必要的辅助，他们同意为她提供特殊的住所。她还坦率地向帕特里克·希利描述了她是如何解决衰老加上记忆困难所带来的问题的。

每天学一个新词

在前面的章节中，我提到记忆练习可以减少患痴呆症的概率。下面有几个练习可以增强你的记忆力。

大约 12 岁起，我每天至少学一个新单词。我父亲为了训练我，会设置一个巧妙的奖励。每天我都会翻查字典，学会一个我感兴趣的单词。为了鼓励我，父亲经常在字典里夹入一美元或五美元的钞票，这是对我的奖励。有时字典里面什么也没有，但我只有翻开字典才会发现这一点。不管字典里有没有钱，我每天都学到了一个新单词。

学完单词后，我会把它写下来。从那时开始，我逐渐积累了两个书架的笔记本，里面包含了我多年来学到的所有单词。当我从笔记本上查找一个单词时，我试着把它从我的语义记忆中提取出来，并带入意识觉知。我很少能真正记住我在笔记本上写下某个单词时的场景。这种情景记忆产生于语义记忆的大背景中。

我学习的新词在之后的生活中有了特殊的用途。随着年龄的增长，我们每天都会忘记一定数量的单词。（没人知道具体有多少。因为这种现象很难测量，所以只能进行估计。）把新单词想象成一个或几个被遗忘的单词。今天，我学的新词是"contronym"："矛盾歧义词，一个可以表示两种相反意思的词"。例如，cleave这个单词可以指使用像切菜刀这样的工具将某物分成几部分，同样也可以表示粘连，比如花生酱黏在了上腭（peanut butter cleaves to the roof of the mouth）。我试着想出其他的矛盾歧义词来作为一项具有挑战性的记忆练习，比如peruse一词，意思是"详细阅读"。而它更常见的意思是"浏览"。每一个学过的新单词都存在于巨大的语义记忆结构中。

在所有不同种类的记忆中，你最应该经常锻炼工作记忆，从而保持你的大脑敏捷。下面，我们来了解一下该怎么做。

"夸张"的魔力

如果你夸大脑海中的画面，让它更大、更亮、更花哨或更性感，那么它就更容易被记住。此外，赋予这些图片以夸张的特征不仅可以对记忆产生强大的影响，还能影响我们思维的各个方面。这些锻炼很可能有助于预防痴呆症。

尝试下面这个练习。想象你在附近散步时经常遇到的10个地方的景象。试着在脑海中像照片一样记住这些地方的清晰图像。事实上，你可以通过给这些景象拍摄照片，并在闲暇时仔细研究，来让你的记忆场景更清晰、更丰富。我的"记忆场景"包括：

1. 我的房子

2. 附近的图书馆

3. 一家咖啡店

4. 一家销售酒类的商店

5.（我曾就读的）美国乔治敦大学医学院的正面

6. 美国乔治敦大学的入口

7. 美国乔治敦一家很有名的餐厅——米兰咖啡厅（我的最爱）

8. 连接美国乔治敦和弗吉尼亚州罗斯林的基特桥

9. 硫磺岛海战纪念碑，纪念美国海军陆战队在硫磺岛的折钵山升起美国国旗

10. 华盛顿里根国家机场

挑选 10 个你每天走路或开车时看到的地点，列出自己的清单。

我用这 10 张脑海中的图像作为我试图记住的东西的最初占位符。例如，如果我试图记住在超市购买的 10 种商品，我会将

它们与每个占位符对应，以某种方式夸大它们。假设这个清单是：（1）麦片粥，（2）热狗，（3）咖啡，（4）朗姆酒，（5）鸡蛋，（6）番茄酱，（7）牛排，（8）鱼，（9）意大利面，（10）西瓜。我将把这些物品按以下的方式排列在我的记忆轨迹上：我的房子（变成一个巨大的麦片盒）；图书馆（书架上摆满了热狗，而不是书）；咖啡（人们坐在我最喜欢的咖啡店外面，用巨大的咖啡杯喝咖啡，杯子太重了，每个人都得帮别人举起来）；麦克阿瑟酒类专卖店（一个巨大的酒吧，里面穿比基尼的女人正喝着朗姆酒和可乐）；美国乔治敦大学医学院（医生们一边进进出出一边玩杂耍似的抛接鸡蛋）；美国乔治敦大学（入口处堆满了番茄酱，学生们都泡在齐膝深的番茄酱里）；米兰咖啡厅（每个人都坐在桌旁，拿着放大镜和镊子，试图找到并夹住他们的微型牛排——这只是一个玩笑，因为米兰咖啡馆的菜量相当充足）；基特桥（一条巨大的鲇鱼跳到桥上，汽车不断地从它身上碾过，使它位于轮胎和路面之间的肉变得松软）；硫磺岛海战纪念碑（美国海军陆战队举起了一盒比正常长 30 倍的意大利面——这里没有不敬的意思）；最后是华盛顿里根国家机场的罗纳德·里根雕像，他伸出一只手，手里拿着一个西瓜。

　　如果你把想要记住的条目对应在自己的 10 处标志地点上，

就能自动生成这 10 个条目的记忆。

　　这种挂钩记忆法很容易学会，而且可以在任何地方练习；通过频繁的练习，你能够在几分钟内快速完成整个过程。每次使用它，视觉记忆、工作记忆、想象力（那些夸张的画面）、注意力和专注力都能得到增强。其中的每一个过程都能让我们保持敏锐的思维。

　　所以，请选择 10 个完全不同，但你每天都会路过的地点。现在，在脑海中形成每个地点的图像。用手机给每个记忆点拍张照片，这样你就可以仔细观察一些微小的细节，从而丰富你的大脑图像。对这种方法的熟练程度取决于练习的频率。你写下的任何清单，也要记住。当你在超市时，在看清单之前，试试你能否回忆起购物单上的这些物品。如果能成功地做到这一点，你就可以确信自己的记忆功能没有明显受损，而且每次做这个练习都会进一步增强你的记忆功能。

　　不过，我相信利用这种夸张手法的价值并不局限于记忆。通过经常使用夸张效果，思维也会更清晰、更集中。此外，数学和统计学上得出的许多见解也可以通过夸张的练习，以及富有想象力的视觉娱乐来获得，而不需要始终将数学和统计学上的难题复杂化。我们以阿尔伯特·爱因斯坦的思想实验为例。

　　爱因斯坦在整个职业生涯中，始终倾心于他所说的"可视化思想实验"。（当然，他拥有足够的数学背景来证明自己的主张。）本质上，这种思想实验是在一个想象的场景中阐述心理模型。爱因斯坦的思想实验包括加速的电梯、行驶的火车和闪电。

至于一个视觉图像是如何将烦琐的数学练习转化为一种顿悟的，请参考以 20 世纪六七十年代流行的电视节目《我们做个交易吧》的主持人命名的蒙提霍尔问题（又称"三门问题"）。一次节目中，霍尔要求参与者从三扇门中选择一扇。其中有一扇门背后是一辆豪华的新车，如果参赛者选对了门，他就可以拥有这辆车。此刻，在选手做出选择之后，主持人会打开另外两扇门中的一扇，这时门后面不是汽车，而是一只山羊或拖把。这意味着汽车一定在剩下的两扇门中的一扇后面。此时，主持人会抛给参赛者一个问题："你是想保持原来的选项，还是想换成另一扇门？"

如果你坚持自己最初的选择，那么你跟大多数人选的一样。来自乔治·梅森大学、佛罗里达大学、密歇根大学和乔治敦大学的数学家写下了意见书，解释选手们应该坚持自己最初选择的原因。然而，这种选择是不正确的。要证明这一点需要一点儿数学技巧，但完全用不上正经的数学和统计学知识。一张夸张的图片就能达到效果。

这里特别感谢得克萨斯大学奥斯汀分校的数学家迈克尔·斯塔伯德教授，是他激发了我对蒙提霍尔问题给出更快、更有说服力的见解。想象一下，如果不是三扇门，而是 100 扇门，这种规则也同样适用：这辆车只在一扇门的后面，剩下 99 扇门后面都没有车。只能选择一扇门。你猜对的概率是 1/100，这个概率并不高。此时，主持人不是像节目中那样在三扇门中打开一扇门，而是打开 98 扇门，其中没有一扇门的后面有车。那么，还剩下两扇门：你选的那扇门和另一扇门。你会坚持你最初的选择（正确的概率是 1/100），还是改成剩下的最后一扇门（有 1/2 的概率后面有车）？很明显了，对吗？我们通过在问题中加入 97 扇门的思想实验，创造出了一个直观的解决方案：夸张，夸张，还是夸张。夸张的视觉图像可以极大地提高你的思维表现，这种改善是通过夸张来实现的。我们是以视觉为主的生物，当我们进行视觉想象的夸张时，思维最清晰。

怀旧性记忆上涨

在人的一生中，并非所有阶段都能像一些特殊阶段那样容易记住。例如，大多数人对于小时候事情的记忆很少。然而，10~30 岁之间的记忆会发生实质性的增加，心理学家将这种现

象称为"怀旧性记忆上涨"。毫无疑问，大脑的成熟在记忆的增
长中起着重要作用。大脑在这段时间里基本上要经历所有的变
化，变化后的成年人的大脑将与儿童–青少年的大脑迥然不同。
心理因素的影响也很大。

　　我们在"怀旧性记忆上涨"的时期，经历了高中的第一
天、第一次性体验（或许是第一次性的表达），建立可能持续终
生的友谊，上了第一堂驾驶课等。这些经历之所以能被牢牢记
住，是因为大多数都是第一次体验。此外，许多第一次的经历
后来被用作后续类似经历的比较标准（第一次约会成为后来所
有其他约会的模板）。我们第一次参加摇滚音乐会或观看美国职
业棒球大联盟比赛的经历也可能建立相似的模板。由于怀旧性
记忆上涨，那个时期的经历比我们一生中其他任何时期都更频
繁地被回忆和"重访"，并被编码在自传体记忆中。

记住自己才能了解自己

　　自传体记忆（与自我和身份有关的记忆）是根据海马对最
近记忆的回忆所形成的。当我们试图回忆发生在 5 年前或更早
的遥远事件时，这种结构就会消失。这就解释了为什么阿尔茨
海默病患者能够更清晰地回忆起遥远的过去，却记不住昨天发

生的事情。

自传体记忆可以被看作一种增强自我意识的手段。通过一些将正常人和阿尔茨海默病患者进行对比的设计精巧的实验，我们能够证明这是正确的。

在这些实验中，参与者被要求想出 20 条关于"我是什么样的人？"的自我陈述。在进行自我陈述之后，他们能够更清晰地记住自传体记忆。这些回忆中的人名以及其他细节都更加具体，背景也更丰富了（更多描述时间、地点和人物的信息），同时也更容易引发伴随着原经历的情绪状态。虽然阿尔茨海默病患者的表现比那些记忆力正常的人差一些，但与他们在回答"我是什么样的人？"的问题之前的表现相比，他们的回答仍然有很大进步。

记忆研究人员唐娜·罗斯·阿迪斯在《记忆》期刊上写道，童年和成年早期自传体记忆的损伤与身份认知的强度和质量发生变化有关。16~25 岁间的记忆尤其重要，这正是上文提到的怀旧性记忆上涨时期。

穆罕默德·艾尔·哈吉是一位多产的国际知名记忆研究专家，他认为："这些发现加深了阿尔茨海默病患者的自我记忆和自传体记忆之间的关联，并展示了与自我相关的可检索信息是如何影响自传体记忆的。"

我们能够从对回忆和自传体记忆的研究中总结出一些经验。锻炼自传体记忆，尤其是在怀旧性记忆上涨期间的记忆，会让我们一生都受益匪浅。当你没有什么特别的事情思考时，练习回想这段至关重要时期的记忆，用图片和视频来增强你的记忆力。最重要的是，可以通过和你从前认识的人交谈，用一种友好的方式来测试他们的回忆是否与你的回忆一致，找到对你来说陌生的信息和细节。在认知功能的任何阶段，不管是当你记忆力依然出众时，还是患有轻到中度的阿尔茨海默病时，这种锻炼都能加强自我意识。

当我们在自传体记忆的背景下进行回忆时，偶尔的记忆之旅会让我们得到很大的益处。就在几年前，回想和谈论过去被认为并没有什么特别的用处，甚至是浪费时间。但是，将当前与过去的记忆进行比较，有助于激发自我中积极的一面。遗憾的是，我们不能理所当然地认为这种能力可以将过去的积极方面融入现在和未来，我们必须为此付出努力。

熟能生巧：改善记忆的方法

幸运的是，最近有所复苏的怀旧风潮有助于认知正常的人或早期阿尔茨海默病患者增强自传体记忆。《韦氏词典》对怀旧的定义是"对回到过去的某个时期或不可恢复的状态的一种渴望或产生过度感伤的向往"。

我觉得这样的定义有些过于苛刻了。有谁回顾自己的过去时，不会想起那些比他们当下的经历更愉快的日子呢？对过去的怀旧之情可以激励我们做出改变，对过去情感的体验可以将过去的经历传递到现在，而且可能影响到未来。

怀旧也被证明可以减少身体疼痛，改善情绪，因为它能够提供一个将目光放远的契机，来缓解当下的悲伤或悔恨。即使是听一些老歌或看老电影这样看似简单的事情，也能唤起多年前曾有过的一些感觉。对这些积极的情绪和经历的回忆能够丰富自传体记忆。这样做的目的，本质上是通过平衡过去的情绪和对现在、未来的前瞻性思考，以便从过去的经历中学到一些东西。

下面，让我们来看看阿尔茨海默病是如何改变记忆的。

阿尔茨海默病导致的记忆丧失

回想一下昨天发生的事情，然后想象同样的事情将在下周发生。

大多数人做这样的练习并不困难。他们可以像想象过去发生的事情一样清晰地想象一个假想的未来事件，而阿尔茨海默病患者却无法做到这一点。

　　由于记忆力下降，阿尔茨海默病患者对未来的想象依赖于从过去的经历中提取有限的记忆，因此导致了记忆过去和想象未来出现明显的困难。结果，对于未来的想象成了过去的重演，但比过去更加黯淡、更加无趣、更加模糊。这在一定程度上解释了为什么阿尔茨海默病患者很难投入去做一件事情。为什么要急于体验一种与过去一样的未来呢？更糟糕的是，这是一段缺乏色彩和细节的过去。这种态度会对行为产生影响。阿尔茨海默病患者对邀约（"我们出去吃饭吧"）的反应通常是耸耸肩，表现出冷漠的姿态：双手抬至腰部的高度，同时手掌向上翻。这个手势意味着"那又怎样呢？反正也不会有什么区别"。即使在经验丰富的神经精神病学家看来，这种冷漠的态度也常常被误认为是抑郁。但是，一个冷若冰霜的人并不一定是抑郁。

　　阿尔茨海默病的记忆损失是有规律的。通常，首先出现顺行性遗忘的症状，即丧失形成新记忆的能力。他们可能会在短时间内多次谈论同一个话题，有时甚至只过了几个小时，就记不住之前谈论过的内容。有时，特别是在疾病的早期阶段，患者对近期事件记忆的丧失会导致听者不耐烦，他们或许会觉得，患者是假装记不住先前的对话，或者是故意的挑衅行为。"我只能认为你不是真的想做这件事，因为就在刚才，我们之前谈话的时候，你还同意了。"

这种顺行性遗忘也会导致患者在谈话中着重谈到过去的美好时光，过去的时光常常是逆行性记忆的一部分（与形成新记忆相比，患者提取旧记忆的能力更强）。

语义记忆-情景记忆平衡可以看作一种流动的平衡，随着时间的推移，大脑内对情景记忆的依赖（特定的、独特的现实生活经历）会转变为对语义记忆的依赖（一系列相似经历的概括）。

对近期情景记忆的提取总是依赖于出入海马的信息流，在这里，大脑对新信息进行编码以便过后提取。海马在阿尔茨海默病的早期阶段会受损，这会阻止或至少严重干扰新的情景记忆形成以及之后的回忆。相比之下，较早的记忆以语义记忆的形式储存在大脑皮质中。这样的储存形式会更容易提取，因为只有到阿尔茨海默病晚期，它才可能被破坏。因此，阿尔茨海默病患者能够记住他们上班路上停下来买甜甜圈和咖啡的次数（自传体语义记忆），但无法回忆起当时停下来时的情形（情景记忆）。

当某段记忆消失时，记忆被认知取代。患者无法回忆起一些事情的细节，但能确信它发生过。一位患有早期阿尔茨海默病的老人不记得今年初夏去过农贸市场。但由于她已经去了很多年了，因此推测自己今年应该也去了。如果偶尔发生这种情况，也不一定是不正常的，因为对正常衰老的研究表明，自传体情景记忆（对特定经历、想法、场合等的回忆）比自传体语义记忆（关于个人习惯和整体态度的一般性知识）更不容易形成。在早期阿尔茨海默病中，这种对一般性记忆而非特定回忆的依赖在很大程度上转向了一般性记忆（一般化）。

这种对概括性记忆而非特定记忆的过度依赖，使人总是处理过时的信息。因此，缺乏及时更新的信息会导致人们丧失对当下自身的机体功能和能力的感知。早期阿尔茨海默病患者可能会夸大他们过去拥有的能力。当他们说"我现在开车和以前一样好"时，他们可能已经出现驾驶障碍了。

在极端情况下，所有伴随阿尔茨海默病的损伤都可能被否认，从而导致所谓的病感失认症（"不知道"自己患有某种疾病，未能察觉到疾病或判断力受损）。那么，这种病症的基础是什么？过于笼统的自我评估（过时且错误的语义上的自我认知）比对当前发生的事件的客观衡量（模糊的情景记忆）更可信。当你把这种对语义记忆的过度依赖与情景记忆建立的困难结合起来时，你就拥有了支持这一论点所需的所有解释。你往往会因为这些曾经拥有但如今衰退的能力，而爆发激烈的家庭争吵。如今患者声称，以前完好的记忆力已经不存在了。

说完记忆，下面让我们看看有哪些生活方式的改变可能降低痴呆的概率。

健身革命

在过去的几十年里，健身房和健身俱乐部的爆炸式增长说明了锻炼的普及。对于年龄在 25~40 岁的美国人来说，像"锻炼"和"私人教练"这样的词经常出现在日常对话中。但在过去，这种情况并不存在。

例如，在 20 世纪六七十年代，慢跑是一项特别少见的运动。我还记得在医学院读书的时候，大家看到一个同学沿着乔治敦大街跑步，都感到困惑和不解。

"我想看看是谁在追他。"有人笑着说。

"他很孤独吗？"我开玩笑地问道（我指的是当时流行的电影《长跑者的寂寞》）。

但是，大家对这个慢跑者并没有恶意。我们只是觉得他……无法理解。要怎么解释出门的目的——有时甚至要冒着雨雪——只是为了在街上奔跑。

　　如今，我们认识到了健康的头脑与健康的身体相结合有多么重要。正是这个原因导致了健身房和健康俱乐部的数量迅速增加。有多项调查和研究显示，运动可以改善整体健康，延长寿命。不仅如此，锻炼的人的大脑功能能够维持得更长久，并且比不锻炼的人的大脑运转得更好。

　　或许，你对这个越来越常看到的结论心存疑虑，即锻炼有助于抵御阿尔茨海默病和其他痴呆症。这种说法的依据是什么？一种解释认为，剧烈运动导致心率加快和血压升高，还会导致大脑的血液和营养供应增加。虽然这是事实，但还有一个令人信服的理由是，在锻炼对思维产生的有益影响中，肌肉也起到了很大的调节作用。

　　第一，肌肉在运动中产生的化学物质能够穿过血脑屏障（BBB）。简单来讲，血脑屏障是由血管和一些密集排列的细胞形成的组织所组成的细胞网络，这些细胞控制着大脑的微环境。血脑屏障让有益的化学物质流入大脑，禁止有害物质进入。灰质纤维束——大脑中化学物质分布的通道——中有82%的体积可能会因体力活动的增加而发生改变。海马是大脑中主要受益于运动的对象。这一点很重要，因为正如前文提到的，海马是记忆最初建立的站点。

　　经常锻炼可以增加灰质和白质的体积，从而增强脑细胞之间的功能连接，加强思维能力。运动过程中，肌肉会释放肌细胞因子，它能够穿过血脑屏障，使大脑产生其他化学物质，这些化学物质可促进海马中新神经元的生长、可塑性。

但所有的运动并不都是一样的。我们可以凭直觉认识到，在学校操场上跑步和在举重房里举杠铃是不同的。在最基本的层面上，不同的锻炼方式在持续时间和强度、使用肌肉的类型和数量，以及所需能量的来源等方面均有所不同。有氧运动的强度较低，持续时间较长，肺和心脏需要奋力工作，为身体（包括大脑）提供更多的氧气。氧气可以分解葡萄糖和脂肪，释放运动所需的能量。有氧运动包括散步、跑步、骑自行车、游泳、跳舞和跳绳等。请注意，所有这些练习都需要较长的时间（几分钟到几个小时不等，这取决于你的身体状况、目的、拥有的空闲时间等）。

无氧运动包括短时间的高强度运动，通常是几秒到几分钟。由于时间较短，能量来源于体内已有的成分（主要是储存的葡萄糖）。无氧运动包括短跑、举重、弹力带练习和自重训练（如俯卧撑、引体向上、深蹲）。

最好的运动计划是将有氧运动和无氧运动结合起来。慢跑1/4英里（有氧运动）后，加快一点儿速度，快速冲刺约100码（无氧运动）。这正是一场势均力敌的马拉松比赛即将结束时会发生的情况。在大多数马拉松比赛中，参赛者进行的是有氧运动，但在一场竞争激烈的比赛接近终点线时，需要利用无氧代谢的能力。

那么，哪种运动对大脑最有益呢？唯一公平的答案是，两者兼而有之，或许有氧运动更多一点儿。有规律的有氧运动可以降低患阿尔茨海默病或脑卒中等痴呆症的风险。有规律的无氧运动有助于保持肌肉质量。这对腿部尤其重要，可以防止跌倒，并有助于保持脚的敏捷性。敏捷性有助于防止可能发生的跌倒和混合性痴呆的发作，后者综合了早期阿尔茨海默病与由血液凝块或小血管疾病引起的血管性痴呆。

关于锻炼的另一点适用于像我这样不是特别喜欢锻炼的人。体力锻炼和脑力锻炼之间的区别，并没有你想象的那么明显。

1984年在莫斯科举行的国际象棋世界冠军赛上，阿那托里·卡尔波夫和加里·卡斯帕罗夫从1984年9月10日激战至1985年2月8日，几个月里前后进行了48局比赛，但谁也没有胜出。这场比赛被称为"无限比赛"，因为它没有固定的比赛次数。而根据往常的规则，先赢得6场比赛的棋手将为获胜者。作为国际象棋历史上最优秀的两位棋手，卡尔波夫和卡斯帕罗夫势均力敌，在几个月的比赛中，两人都未能取得6场胜利。

大多数对局都以平局告终。

随着比赛的进行，卡尔波夫的体重逐渐下降，看起来好像生了病。一位国际象棋大师在比赛中评论说："卡尔波夫看起来像具行尸走肉，他已经瘦成皮包骨了。"最终，裁判们遵从了医生的建议，在没有区分胜负的情况下结束了比赛。

虽然卡尔波夫的体重减轻有可能是由于饮食不足造成的（没有任何信息表明他的饮食不足），但另一种解释也是可能的（但在当时似乎不太可信）：每天只需坐上几个小时，并且全神贯注，也能燃烧掉过多的热量。直到 2018 年举行的马恩岛国际象棋锦标赛，人们才确认以上哪种解释是正确的。这场比赛监测了运动员的生理变化。米哈伊尔·安提波夫在两个小时的比赛中消耗了 560 卡路里的热量——比跑 5 英里消耗的热量还要多。

令人难以置信的是，高度集中的注意力，加上参与最高水平的国际象棋比赛带来的压力，可能比中长跑等全身运动更消耗热量。

最近的研究表明，在这种情况下，总体的热量消耗可能接近每小时 132 卡路里，相当于在 9 个小时的比赛中消耗 1 188 卡路里。

在 1984 年卡尔波夫与卡斯帕罗夫的对决后的几十年里，参加国际象棋比赛的棋手们已经将饮食和身体健康计划结合起来，以增加大脑的氧气供应。这与 20 世纪末之前国际象棋界高水平竞技比赛中的抽烟、喝酒、深夜聚会等情形形成了鲜明对比。如今，身体健康和大脑运转就像一只手和一副合适的手套匹配在了一起。还是那句话，健康的头脑与健康的身体是一体的。

当你看到曾经的国际象棋冠军马格努斯·卡尔森在跑步机上跑步或与朋友一起踢足球时，你很难认出他曾经是国际象棋冠军得主。现在，他认为在 1984 年没有得到广泛认可的那个理论是正确的：大脑像身体的其他器官一样，受益于（实际上也需要）体育锻炼。最好的安排是将两者结合起来。

"与单独的运动或认知训练相比，将运动与认知训练相结合对健康有显著的好处。"明尼苏达州罗切斯特市梅奥诊所的神经学教授爱德华多·贝纳罗克说。因此，当我们满怀期待和希望等待治愈阿尔茨海默病的药物时，锻炼是一个可以利用的强大工具。

贝纳罗克说："经常锻炼是至关重要的，因为目前还没有任何药理学方法可以模仿它的多重有益效果。"

因此我想，我欠医学院那个孤独的慢跑同学一个迟来的道歉。出于直觉，他比大多数人更早地认识到运动在提升整个身体素质，尤其是大脑运转方面的重要性。

饮食：新的宗教？

在我们的社会中，宗教曾经占据的地位如今被饮食取代了。有些食物被永久禁止了。在一些圈子里，饮食限制的力度堪比匿名戒酒会成员对酒精的限制（无论如何都不可以喝酒）。除了限制饮食的多样性以外，这种要么一直吃要么一直不吃的方法也是一些饮食方式很难坚持的原因之一。比如，鲑鱼的确是一种健康美味的食物。但是，如果每天晚上都吃鲑鱼呢？我们需要下定决心来坚持一种饮食方式，除了特殊场合（比如出现牛排或山核桃派）可以有例外，以此保持动力，以免造成营养倦怠，进而停止了健康的饮食。

在讨论具体的饮食之前，让我们先考虑一下不吃（也就是禁食）对思维的影响。首先，我需要做一个重要的区分。禁食并不是简单的节食。节食是一种责任，即不管自己多么虚弱，为了减肥只吃某些食物，不吃其他食物。在理想的状态下，节食需要每天进行，并持续几周到几个月，有些人甚至长期节食。相比之下，禁食只是暂时的，在一定天数里，只摄入水和电解质。间歇性禁食包括在 8~24 个小时内不摄入或严格限制热量，之后恢复正常饮食。其次，禁食并不一定是为了减肥。我们可能会在没有其他特殊原因的情况下，仅仅因为没有胃口而少吃一顿饭，或者可能会在宗教节日时禁食。

由于一些研究人员已经提出间歇性禁食对阿尔茨海默病的好处（稍后会详细介绍），所以我们有必要关注一下禁食时大脑会发生了什么。

禁食 12~36 个小时后，身体将进入酮症的生理状态，其特点是低血糖和糖原（葡萄糖在肝脏中的储存形式）耗尽。此时，糖原的分解将不再产生额外的葡萄糖。禁食几个小时后，肝脏储存的葡萄糖就会完全耗尽。相应地，身体其他部位的细胞开始消耗脂肪。脂肪通过血液进入肝脏，在那里脂肪被分解成分子相对较小的酮体，当没有葡萄糖可用时，我们的身体细胞将其用作替代的能量来源。这种代谢转换——用酮代替葡萄糖——发生在停止进食约 12 个小时后。

肝脏是酮生成的主要部位，被称为星形胶质细胞的脑细胞也能产生酮。在开始禁食的几个小时内，酮类就会成为大脑首选的能量来源，提供高达 70% 的能量需求。酮类化合物在肌肉和大脑中是更高效的能量来源，可以提高脑细胞的生物能量和认知能力。生酮饮食是指高脂肪、低碳水化合物和最低限度的蛋白质的饮食结构。

在动物研究中，啮齿动物在连续 5 天进行生酮饮食之后，空间学习和记忆能力都有所提高。而在阿尔茨海默病的个体中，通常在涉及神经元生物能、葡萄糖代谢和神经元信号转导的方面发生相同的改变。

这种饮食通过产生酮来模拟禁食的效果，并带来禁食引起的大部分效果。那么，这种类似于关闭代谢开关的做法对大脑有什么影响呢？

许多人会提到一种"酮体高"的状态：情绪波动过大，心理扩张的感觉。有些人甚至觉得更踏实，精神上更清醒——这也许是历史上斋戒作为宗教不可或缺的一部分的原因之一。而最重要的是，禁食能增强思维、学习、记忆力和健康，因为禁食刺激了脑细胞中的一种叫作脑源性神经营养因子（BDNF）的蛋白质。这种化学物质对海马的影响最大，海马会产生新的神经细胞，这是刺激记忆的基础。禁食还会触发一种叫作细胞自噬的过程：破坏或清除受损或功能失调的神经元。

看起来，生酮饮食似乎对阿尔茨海默病有帮助，此时大脑中的葡萄糖摄取适度受损，但酮的利用没有受影响。到目前为止，还没有足够的研究来确定生酮饮食的益处。但在一项研究中，15名患有轻至中度阿尔茨海默病的患者在进行了12周的生酮饮食后，认知能力均有所改善。

公平起见，有一点必须指出：禁食引起的减缓脑细胞退化仅在动物身上被证明有效，这也不足为奇。禁食是一种痛苦的、要求苛刻的养生方式，并不是每个人都愿意接受。你曾经因为种种原因被迫饿过两天吗？如果你经历过，你肯定记得那种饥饿感。但有些人愿意忍受这种暂时的不适，以减少患阿尔茨海默病的概率。

2023年年初，哥伦比亚大学梅尔曼公共卫生学院和罗伯特·巴特勒老龄化中心的研究表明，禁食可以减缓人类衰老的速度。禁食使死亡风险降低10%~15%，效果类似于一个经常吸烟的人戒烟。由于人类的寿命比老鼠和其他动物要长，所以直接测量人类的寿命是不切实际的。因此，研究人员转而研究用来衡量衰老速度和进程的生物标志物。

一位研究人员说："禁食已被证明与降低患心脏病、脑卒中、残疾和痴呆的风险相关。"

因为有一些病症不允许禁食，在选择禁食前最好咨询一下你的医生。总的来说，禁食是本书中提到的几种降低痴呆症概率或完全预防痴呆症的方法之一。你将在未来一两年内看到更多关于生酮饮食积极影响的研究。

善意的谎言

饮食方式常常变化无常。最近流行的饮食方式总是会被另一种与之相矛盾的饮食方式所取代。举个例子：

　　1. 鸡蛋对你有益处，因为一颗小小的鸡蛋中提供了大量人体必需的蛋白质和维生素。

　　2. 不对，鸡蛋对你有害，因为它们富含胆固醇。

　　3. 不，等一下。我们饮食中的胆固醇含量并不一定会影响血液中的胆固醇水平。所以，鸡蛋是有好处的。

　　4. 如果鸡蛋与心脏病发作有关，那就不一样了，2019年的研究指出了这一点。

有点儿难以理解，对吧？那么，你到底该不该吃鸡蛋呢？

遗憾的是，在营养科学中存在着一些固有的局限性，不利于得出哪种饮食法可以减少患阿尔茨海默病概率的定论。

第一，我们可以强迫实验动物吃我们为它们选择的食物，但说服人们坚持我们感兴趣的饮食方式却更难。第二，实验动物的寿命只有几年，而我们的寿命是 70 年或更长。此外，关于饮食对一生的有效性的结论需要两三代人的证据。这在实验室动物中不是问题，在实验室动物中，三个世代的寿命不到 10 年就完成了。但要在我们自己的物种中，达到同样程度的确定性需要 200 多年的后续研究。

　　这就使得任何宣称可以延长寿命或绝对消除某种疾病的饮食方法，都变得不那么可靠。相反，结论是根据生物标志物得出的：目前，血液或大脑被认为是当前或未来疾病指标的物质。例如，降低胆固醇的饮食可能会被吹捧为延长寿命。由于高胆固醇与心脏病发作有关，因此人们认为低胆固醇会减少心脏病发作，从而延长寿命。尽管有这样的保证，但没有一个随机试验表明不吃红肉或不摄入饱和脂肪酸能延长寿命。要证明这一论断所需的观察期实在太长了，同样的原则也适用于证明不良饮食习惯的有害影响。一种饮食方式，即使是严重错误的，也需要几年的时间才能对健康造成影响。

　　此外，人类的饮食摄入量记录远远没有像实验室动物的饮食摄入量记录那样详尽。我们只是对某种饮食方式中所摄入的食物进行了详细记录，只算是饮食日记。如果看上去没能减掉任何体重，并因此而感到沮丧和尴尬，我们可能会在日记中写下一些善意的谎言。这会将营养学家引入歧途。

　　另外，饮食方式的研究很难被纳入最有效的观察程序，也就是临床试验。通常，在临床试验中，1/2 的参与者服用活性药物，而另外 1/2 的参与者则服用安慰剂。如果活性药物组在健康方面（统计学上）明显优于安慰剂组，那么这一发现就可以用来支持活性药物有效的论点。但这种方法没有应用于人类营养学，也并不现实。几乎不会有志愿者能够从可以参加临床试验的年龄开始，始终坚持一种饮食，直到生命结束。

最后，也是我认为最重要的一点是，坚持一种饮食方式的意愿通常与其他影响健康的行为相互关联。通常，快餐、超加工食品、富含饱和脂肪酸的食品，以及其他种类的"垃圾食品"与贫穷和不健康的生活方式有关，如吸烟、酗酒、吸毒和不好的运动习惯等。而在另一个极端，健康的饮食方法受到富裕和受过良好教育的人的青睐，他们也经常在身体上（加强锻炼）和精神上（提升思维的敏捷性）挑战自我。我认为，这些因素在预防阿尔茨海默病和其他痴呆症方面比饮食方式可能更重要。

寻找完美的饮食方式

说到饮食，避免吃某些食物比选择和坚持某种饮食方式更能有效地改善大脑功能。让我们从最大的有害食物——加工食品开始。

完全不吃加工食品是没有必要的。而且，结果可能会弊大于利。根据定义，加工食品是一种被改变了原始形态的食品。这个过程并不一定涉及有害的东西。比如，巴氏杀菌、加热、罐装、冷藏和干燥等都属于加工的形式。当然，如果你能够自己采摘水果并很快吃完、自己养殖肉牛和奶牛等，加工食品是可以避免的。此外，加工还可以带来以下好处：就营养价值来说，冷冻或冷藏蔬菜相比采摘后立即食用的蔬菜并不会减少，而且它们的保存时间更长。简而言之，食物经过了加工，并不意味着它的营养价值或者对健康的益处就会降低。

　　然而，超加工食品则是另一回事。从技术上讲，超加工食品被定义为含有 5 种或 5 种以上原料成分的工业配方，是在食品生产的最后阶段由加工食品制作而成的，即所谓的第三次加工。此时，为了味道更好和保存更久，食品中被加入了更多的糖、盐、油和脂肪。那么，区分加工食品和超加工食品最快、最可靠的方法是什么呢？配料表越长，越说明你吃的正是超加工食品。

　　想象一下，一个人吃着一块巧克力饼干，味道几乎和他小时候妈妈做的一样好。然而，这种饼干中含有妈妈做的巧克力饼干中不太可能出现的成分：大量的转化糖、盐和糊化小麦淀粉，以及各种天然和非天然的调味料。这种饼干一块的重量不到两盎司①，却含有 270 卡路里（超过营养均衡饮食 2 000 卡路

----

① 1 盎司 ≈ 28.35 克。——编者注

里的 10%）的热量、7 克饱和脂肪酸、190 毫克钠和 20 克糖。即便我们不了解这些物质对大脑的影响，我们也知道过量的糖、盐和油对糖尿病、心脏病、癌症和肥胖的发展都起着重要作用。而所有这些也是血管性痴呆症的诱因。

超加工食品（糖、脂肪和盐的含量高，蛋白质的含量低）包括软饮料、含盐和含糖零食、冰激凌、培根、炸鸡、番茄酱、蛋黄酱、预包装汤、酱汁、冷冻比萨饼和即食食品。除此之外，还有所谓的"快乐食物"——热狗、香肠、汉堡、炸薯条、甜甜圈，这里只列举了一些常见的超加工食品。

那么，为什么大多数人还是没有下定决心杜绝这些食物呢？这个问题很容易回答。这些食物符合我们需要在短时间内快速进食的快节奏生活。超加工食品促进了这种饮食方式。因此，美国人摄入的 58% 的热量来自超加工食品也就不足为奇了。完全不食用这些超加工食品既不方便又耗时，并且花费更多。但如果我们想减少患痴呆症的概率，可以从不食用它们做起。

对心脏有益的，对大脑也有益

20 世纪 50 年代，世界各地的研究人员进行过一项宏大而艰巨的研究，寻找最有可能减少心脏病的饮食。他们仔细研究了生活在美国、日本和欧洲部分地区的数千名中年男性几十年来的饮食习惯。这项"七国研究"的目的，是找到一种在降低心血管疾病概率方面最有效的饮食方式。在研究的早期，研究人员就注意到了心血管疾病与饱和脂肪酸和胆固醇的关系。

其中有一项观察结果十分引人注目：居住在地中海附近的人患心血管疾病的概率要小得多。他们的饮食主要包括水果、蔬菜、全谷物、坚果、种子、豆类（大豆、鹰嘴豆、花生等）和瘦肉蛋白，尤其是鱼类和不饱和脂肪酸。坚持这种饮食的人，血压和胆固醇往往较低，2型糖尿病也更少见。富含饱和脂肪酸的食物，如红肉和黄油，在这种饮食中很少出现，通常被鱼类取代，如鲑鱼、金枪鱼和沙丁鱼，这些都富含ω–3脂肪酸。鸡蛋和奶制品（牛奶、奶酪等）也可以吃，但要适量。纯正的地中海饮食中还包括少量酒（通常是每天一杯葡萄酒）。

2018年发表的一项为期25年的研究发现，坚持地中海饮食长达12年的人（主要是女性）患心血管疾病的风险降低了25%。这被认为是由于血糖得到了控制以及炎症和身体质量指数降低（本质上是减少了肥胖）。在分子水平上，地中海饮食使氧化应激减少，氧化应激会产生已知与神经系统疾病和癌症相关的DNA（脱氧核糖核酸）损伤。

除了上面提到的食物，你还应选择适合免疫力低下的人吃的食物。如果免疫水平很低，可能导致自身免疫性疾病（类风湿性关节炎、多发性硬化、1型糖尿病、吉兰-巴雷综合征等）。但是，这里说的免疫水平低下并不一定会导致自身免疫性疾病，只是有可能会增加患病的概率。下面我将更详细地讨论到，炎症在痴呆症中也起到一定作用，或许是主要作用。这就是在饮食中增加抗氧化食物的原因。顺便说一句，在阿尔茨海默病和其他痴呆症中观察到的炎症是内源性的，不存在常规的、可见的炎症迹象，如红肿等。

抗氧化剂，如维生素C和E、硒、水果和蔬菜中的色素（如β-胡萝卜素、番茄红素和叶黄素等类胡萝卜素），可以对抗炎症过程。

大多数水果和蔬菜中都含有维生素C，柑橘类水果（橙子、葡萄柚）、草莓、西蓝花、菠菜和羽衣甘蓝中也富含维生素C。

维生素E的来源包括坚果，尤其是杏仁、花生，还有鳄梨和鲑鱼等。

含有类胡萝卜素的有胡萝卜、南瓜和红薯。

硒存在于金枪鱼、虾、鸡肉、鸡蛋（对你有益）、燕麦和扁豆中。

除此之外，需要考虑补充维生素D。2022年发表在《英国医学杂志》上的一项研究表明，补充维生素D可以将自身免疫性疾病的风险降低22%，这表明它对健康人也有好处。

富含脂肪的鱼（鲑鱼、鲱鱼、金枪鱼）、蛋黄（又是鸡蛋）、强化牛奶、橙汁和强化型早餐麦片中都含有维生素D。同样不要忘了，阳光照射皮肤会产生维生素D。遗憾的是，空气中的微小颗粒与雾霾，会减少阳光的强度。因此，最好通过饮食补充剂来补充维生素D。

如果维生素B_{12}水平足够低，最终可能会导致痴呆症、精神疾病，或两者兼而有之。与酗酒一样，恶性贫血是另一个最常见的导致痴呆症的原因，它影响了普通人群中0.1%的人，而在60岁以上人群中这个数字增加了10倍。维生素B_{12}含量最高的食物包括鲑鱼、牛肉、家禽，还有——你猜对了——鸡蛋。

铁对于向大脑输送氧气很重要。富含铁的食物包括牛肉、猪肉、虾、菠菜和干果。对于铁和维生素B_{12}，素食者和严格的素食主义者面临着一个特殊的挑战。许多肉、家禽和鱼中富含这些营养素（维生素B_{12}和铁）。严格的素食主义者是拒绝吃所有这类食物的，他们完全不吃肉。此外，他们也不吃乳制品、鸡蛋或任何动物源性食品。严格的素食主义是一种更纯粹、更激进的素食主义，甚至附带着一箩筐与营养无关的社会和政治议程。无论如何，素食者和严格的素食主义者在大多数情况下都需要补充铁和维生素 B_{12}。

最后，我将列出营养最丰富的食物。它们应该成为所有旨在降低患阿尔茨海默病和其他痴呆症等脑部疾病概率的饮食结构的重要组成部分。三文鱼、蓝莓、羽衣甘蓝、大蒜、贝类（除非有任何过敏）和可可含量高的黑巧克力（简直是人间美味，我本人就是一个巧克力爱好者，每天都要吃一块黑巧克力）。还有两种食物我不太愿意大肆宣传，因为很多人不喜欢它们，那就是肝脏和海藻。

我想我已经回答了前文提出的关于鸡蛋营养价值的问题。大多数营养学家建议至少要适量食用。

在判断支持或反对饮食（或运动，或其他行为干预等）对阿尔茨海默病的预防作用时，有一个关键点要记住：长寿并不能保证精神功能的正常维持。百岁老人很可能因阿尔茨海默病或其他痴呆症而丧失行为能力。事实上，如果 65 岁以上的美国人中有 10%，80~90 岁的美国人中有 40% 的人患有阿尔茨海默病，那么实际上百岁老人患阿尔茨海默病的可能性就相当高了。这会产生明显的影响，尤其是在饮食方面。地中海饮食与心脏健康和长寿有关，但它能预防阿尔茨海默病吗？

2022 年年底发布的研究表明，地中海饮食等健康饮食并不能降低患阿尔茨海默病的风险。是的，你没看错。瑞典马尔默饮食和癌症研究中，28 000名没有痴呆症的成年人（女性略多于男性）被跟踪研究了20多年。其中，1 943人（6.9%）后来患上了痴呆症。虽然这些研究对象年龄偏大，受教育程度较低，并且患有心脏病或导致心脏病的风险因素，但这些都与他们的饮食无关。

研究人员发现了两个意想不到的结果：首先，坚持传统意义上健康饮食的人患痴呆症的风险并没有降低。其次，即使是更具体的健康饮食方式，如地中海饮食，似乎也不会降低患痴呆症的风险。

更令人失望的是，人们并没有发现饮食与阿尔茨海默病相关的病变（淀粉样斑或神经原纤维缠结）之间存在关联。脑脊液（CSF，浸泡着大脑的液体）检查也没有显示出特殊饮食组和非特殊饮食组之间的任何差异。

这些意想不到，甚至扑朔迷离的发现是否应该推翻我们对饮食结构的传统观念？我并不这么认为。这仅仅是一项研究。结果可能是一个错误的异常值——超出了大多数研究饮食与痴呆症之间关系的其他研究人员的发现范围。换句话说，这些发现可能是一个错误。但无论这些难以解释的发现的原因是什么，它都表明，尽管你有可能因为极不合理的饮食方式而患上阿尔茨海默病，但你不能在不考虑其他因素的情况下，单独依靠任何一种单一的饮食结构来预防阿尔茨海默病。

瑞士巴塞尔大学医学博士尼尔斯·彼得斯和意大利佛罗伦萨大学博士贝内代塔·纳克米亚斯在《神经病学》期刊上的一篇社论中对关于地中海饮食的异常发现进行了评论：

> 饮食作为一个单一因素，或许不会对认知产生足够强的影响，但更有可能被认为是一个与各种各样其他因素交织在一起的因素，其中的一些可能会影响认知功能的过程。饮食不应该被遗忘，它仍然很重要，但应该被视为对于认知表现的一种干预。

咖啡、茶，还是两者都要？

这两种饮料都受到过质疑。如果心脏病专家得知你每天喝两杯以上的咖啡或茶，他很可能会建议你去听一堂针对心脏病发作和心律失常的小型讲座。当然，这种担忧是有充分理由的。2022 年 12 月 21 日发表在《美国心脏协会杂志》上的一篇论文中提到，严重高血压患者每天喝两杯或两杯以上的咖啡，会使心死亡的风险增加一倍。然而，这里的关键词是"严重"。轻度高血压但不被认为是严重高血压，并未显示出对心血

管疾病死亡率增加有什么影响，而关于大脑的统计数据更让人
放心。

　　根据最近的研究，咖啡和茶都能降低痴呆症的发病率。有
些人称之为"重度"或"过量"喝咖啡（每天两杯或两杯以
上）是可以降低痴呆症的发病率的。在日本村上研究的 13 826
名参与者中，60 岁以上的男性和女性每天喝三杯或更多咖啡获
益最多。这一发现与英国生物样本库 2021 年 11 月的一项研究
完全一致，该研究分析了咖啡和茶的摄入量与患痴呆症风险的
关系。在该研究的 365 682 名参与者中，每天喝两三杯咖啡和
两三杯茶的人患痴呆症的风险降低了 28%。

　　发表在《衰老神经科学前沿》杂志上的一项澳大利亚研究
发现，在 126 个月的观察中，每天喝两三杯咖啡的人总体上表
现出更少的认知能力下降和大脑淀粉样蛋白沉积（没有对茶的
作用进行测量）。

　　为什么咖啡和茶被证明有助于预防或延缓痴呆症呢？首先，
咖啡的活性成分——咖啡因具有对抗阿尔茨海默病的功能。

　　在阿尔茨海默病动物模型中，咖啡因增强了工作记忆、空
间学习和物体识别能力。它还能减少淀粉样斑，增强大脑对它
们的清除力度。虽然咖啡与痴呆症的降低有关（每天喝三杯以
上的咖啡会使患痴呆症的风险降低 50%），但这让我有点儿失

望，尽管我喝咖啡和茶，但除了早餐之外的其他时间里，我更喜欢喝茶。正如英国生物样本库的研究所显示的，咖啡和茶的益处是可以叠加的。

也许这种差异可以归因于摄取过程。通常，绿茶的提取物是从同一茶叶中多次摄取的，摄取次数越多，茶叶的功效就越高。因此，与咖啡相比，茶叶中咖啡因的浓度存在更多的差异。

由于关于咖啡和茶的研究结果非常极端，与人们对咖啡因的传统看法不一致，我建议你在增加茶或咖啡的摄入量之前咨询一下医生，尤其是当你的高血压控制不佳或患有复杂性的高血压时。如果你是一个不摄入咖啡因的人，并且人生中第一次开始喝咖啡、茶或两种一起喝，这样的讨论就更有必要了。如果你患有心脏病或其他可能受到咖啡或茶不利影响的疾病，那么，为了长期利益而做出这样的改变——降低患痴呆症的概率——也许并不可取。这是一项个人决定，必须遵循每个人的整体健康状况、风险承受能力和医疗建议。毕竟，每个人在正常睡眠周期不被打乱的情况下，能摄入多少咖啡因是不同的。

自证预言

目前为止，没有人能够提出一个完美睡眠公式。部分困难源于睡眠研究人员对于它将带来什么后果，甚至如何体验无法达成一致。因此，睡眠涉及一个自证预言。当我们上床睡觉的时候，对睡眠越焦虑，就越不容易入睡。2013年发表在《睡眠的自然与科学》上的一项研究发现，这种预期性焦虑（我怎么能确保今晚能睡着？一直睡得好？早上感觉休息得好？）在压力大的时候是最糟糕的。助长人们对睡眠焦虑的，是由"睡眠专家"提供的无处不在的"建议"。他们告诉我们一些被误导的观念，比如成年人需要8个小时的睡眠，每天早上需要在同一时间起床，晚上起床去厕所不要超过一次。

　　随着年龄的增长，睡眠问题变得更加突出。睡眠的质量和结构都会受到影响。老年人患有睡眠紊乱三联征：他们需要更长的时间才能入睡，夜里醒得更频繁，第二天大部分时间都感觉没有休息好，他们深度睡眠的时间也更少。人在睡眠阶段，骨骼和肌肉会生长和修复，此时免疫系统得到加强，而且记忆也得到了巩固。

　　从严格的行为角度来看，大多数60多岁的人比他们40多岁时少睡约两个小时。但这里存在一个悖论：老年人躺在床上入睡的时间更长，结果是睡眠更少，睡眠功能更加失调（慢波睡眠减少）。

　　如果你被这些睡眠问题所困扰，那么白天小睡一下可以帮助你调节夜间睡眠。在《美国老年医学会杂志》（2021 年 2 月）上发表的一项研究中，康奈尔大学医学院的研究人员得出结论，午睡可以增加个人夜间的总睡眠时间。这一点很重要，因为适时、适当的小睡不应该导致白天困倦或干扰夜间睡眠。

短暂小睡（5~15 分钟）的好处立竿见影，并且可以持续 1~3 个小时。午睡时间过长（超过 30 分钟）有时会导致睡后迟钝——醒来感觉昏昏沉沉。但这只会持续几分钟，随后认知能力的提升会持续更长的时间（几个小时）。睡后迟钝可以通过摄入大约 100 毫克咖啡因（大约一杯 5 盎司的咖啡），走到明亮的阳光下，或者用适度的冷水洗脸来迅速消除。另一个策略是在午睡前摄入咖啡因。咖啡因大约需要 30 分钟才能完全发挥作用，此时是午睡的最佳时间。因此，午睡带来的清醒效果可以与咖啡因的清醒效果叠加。

我养成午睡的习惯已经有 40 多年了，我可以很快入睡，醒来后 20~30 分钟就感到神清气爽。要想养成同样的习惯，请记住你不能强迫自己去睡觉。你越竭力去睡，就越睡不着。这就是众所周知的睡眠悖论：越是有意识地努力入睡，结果就越令人失望。

在尝试午睡的最初几天或几周里，你只需要在固定的时间在沙发上躺 30 分钟，没有其他目的，只是单纯地给精神减压。

不要想关于家庭或事业的问题、新闻事件或任何会干扰你放松的事情。几天之后你就会发现，判断 30 分钟的时间段何时结束变得更容易了。它为你的大脑提供了一个模板，一旦你睡着了，大约 30 分钟后它就会唤醒你。有了持续而稳定的投入，你几乎可以选择任何时间段午睡。午睡的最佳时间是什么时候？在午饭后约一个小时为最佳，因为此时你由于摄入了食物，主要是碳水化合物，最容易打瞌睡。

除了恢复精力，午睡习惯还会带来其他认知方面的益处。

"改善记忆力是午睡对认知有益的最有力证据。"马萨诸塞大学阿默斯特分校睡眠和午睡研究人员丽贝卡·斯宾塞指出，"午睡有利于各种形式的学习，从学习简单的单词，到运动学习，再到情绪学习。"

许多实验室研究已经证实，午睡可以巩固已经学到的信息。当我们第一次学到一些知识时，它们会进入海马，这是大脑中负责记忆最初形成的区域。当我们午睡时，海马的活动模式与我们学习新信息时的活动模式相匹配，这被称为"神经重放"。

"大脑本质上是在回放你的记忆，或者说是一部演你一天生活的'电影'。"斯宾塞说。

孤独至死

"有人和你住在一起吗？"

"没有。"

"你养宠物了吗？"

"没有。"

"那一定很孤独吧？"

"我没说我孤独，医生。我说的是我独居。"

这个简短的交流发生在病人评估刚开始。听到病人的生活方式后，我毫不掩饰地说出了自己对独居生活的感受。我会感到很孤独，但她没有。

孤独是一种不愉快的感觉，与社交孤立不同。正如我的病人所说，社交孤立不会演变成一种压抑的孤独状态。通常，孤独被描述为一种"钝痛"，它源于社交孤立的风险，或者仅仅是感知风险。无疑，遗传因素在这里起到一定的作用。甚至在童年早期，有些人更喜欢独处，而不是与他人共度时光。并不是每个人在社交孤立的情况下都会感到孤独。事实上，社交孤立甚至不是感到孤独的必要条件。

在 45 岁或以上的成年人中，尽管有超过 1/3 的人经常与其他人交往，但仍感到孤独。孤独感只会随着年龄的增长而增加，但社交孤立感会持续增加。在 65 岁及以上的成年人中，有近 1/4 的人由于配偶去世或慢性疾病等原因独自生活。

　　那些经历过这种痛苦的人将其解读为末日丧钟，无疑是正确的。与孤独相伴而生的，是抑郁、焦虑和自杀增多。我怀疑，孤独感在谋杀甚至大规模枪击事件中也起着作用。我们经常在报纸上读到或在新闻报道中听到一段浪漫关系破裂后发生的谋杀案件。可以想象，被拒绝的一方很可能因为这次分手，而回到建立恋爱关系之前的孤独的痛苦中。尤其是当伴侣为了进入另一段关系而分手时，这种感受可能会引发更深的痛苦。有几名严重凶杀案的凶手在社交媒体上写道，他们感到被拒绝，或者无法与他人建立亲密关系。诚然，愤怒和被拒绝的感觉，再加上摧毁那些拒绝自己的人的冲动，或许比孤独发挥了更重要的作用。

　　最近，社交孤立（不一定伴随着孤独感）的高昂成本引起了社会学家和神经学家的注意，他们的发现十分严酷。社交孤立本身大大增加了各种原因导致的过早死亡的风险，这种风险被认为与吸烟、肥胖和缺乏体育活动同等重要。但对于我们讨论的话题而言，社交孤立和孤独感最应该让人警醒的风险——无论是放在一起还是单独考虑——与痴呆症的风险有关。由国际科学研究院发表的一篇论文称，孤独会使患痴呆症的风险增加 50%。

隐藏青年①

孤独和社交孤立在日本尤为突出。"隐藏青年"在日语中原意是"内向"或者"受到限制"，用于描述现代的隐士和隐居者，他们的平均年龄为 37 岁，几乎没有任何社会联系。自我孤立的长期性尤其触目惊心，"至少 6 个月的长期严重社交回避"是"隐藏青年"的一个显著特点。有了智能手机、外卖服务和网络依赖（如果不算完全上瘾的话），在日本和其他科技发达的国家，你可以在自己的公寓里待一辈子。

在老年人中，社交孤立和孤独很常见，15% 的人可能连续数天没有任何社会接触，30% 的人没有可以依靠的人。

---

① 隐藏青年俗称茧居族，指人生活在某种程度狭窄的空间之中、不出社会。——编者注

虽然有些人推测，这种自我隔离代表着一种严重的精神疾病，但解释的过程很可能是相反的：长期的社交孤立会导致越来越严重的孤独、抑郁，甚至自杀冲动。"隐藏青年"有多普遍？一项基于社区的调查显示，这类人群的比例略高于整个日本人口的 1%。

毫无疑问，造成"隐藏青年"的原因包括社会凝聚力的普遍瓦解、传统家庭模式的瓦解以及令人眼花缭乱的技术的飞速进步。虽然"隐藏青年"在日本最为普遍，但在世界其他许多地方，社交孤立的现象正在增多。在韩国、美国和墨西哥，以及中国香港地区，越来越多的人选择独自生活。

在 2020 年的一份美国国家健康和老龄化趋势研究报告中，调查人员发现，24% 的 65 岁或以上的成年人（约 770 万人）正在经历社交孤立；65 岁以上的人中，有 43% 的人感到孤独。把年龄限制放宽到 45 岁以上的人，则有 35% 的人感到孤独。最令人担忧的是一个残酷的事实：在这项研究中，孤独感使患痴呆症的可能性增加了至少 30%。

　　英国生物样本库的一项研究招募了来自英国22个中心的50万人，旨在区分社交孤立和孤独感。

　　社交孤立通过三个问题进行评估：（1）"你一个人住吗？"（2）"你的社交关系有哪些？"（3）"你多久和别人聚一次？"孤独感通过两个问题来衡量：（1）"你感到孤独吗？"（2）"你多久向亲密的人倾诉一次？"结果如何呢？在社交孤立的人群中，痴呆症的发病率明显更高。孤独感也会导致痴呆症的发病率增加，但导致孤独的最大因素是抑郁。换句话说，社交孤立本身就足以导致大脑结构变化，比如颞叶、额叶和海马区的灰质体积减小。

　　另一项在85年前就开始的哈佛成人发展研究项目（HSAD），提出了一些关于孤立和孤独的更具体的发现。据HSAD主任罗伯特·瓦尔丁格和副主任马克·舒尔茨说："在哈佛大学的研究中，不断有七八十岁的参与者强调，他们最看重的是与朋友和家人的关系。"

　　尽管瓦尔丁格和舒尔茨的研究结果集中在幸福上，而不是痴呆症本身（他们共同著有《美好生活：哈佛大学跨越85年的幸福研究启示》），但他们的发现是与痴呆症直接相关的。在任何一年，长期的孤独感会使一个人死亡的念头增加26%。此外，孤独与对疼痛更敏感、免疫系统受到抑制、大脑功能受损和睡眠紊乱有关。所有这些都是导致痴呆症的因素。

孤独可以被看成大脑对社会联系的渴求。事实上，孤独的人与孤立神经元有许多相同之处。人和神经元都被设计成在公共互动环境中发挥最佳功能。孤立的神经元和孤立的人都会在缺乏与同类交流的情况下死亡。

医学博士劳伦斯·沃利在《神经病学》杂志上写道："生活在社交孤立中的老年人更有可能感到孤独，但孤独本身并不足以增加他们患痴呆症的风险。……是社交孤立而不是孤独增加了痴呆症的发病率。"

在我们这个群体中，越来越多的年轻人声称，他们可以自由选择社交孤立，而不会产生任何可怕的后果——除了遵从你自己的意愿之外，不需要迎合任何人的意愿。而沃利博士的发现对这种说法进行了简单的反驳。这听起来很适合厌恶人类的人，只是有一点：这不是真的。社交孤立足以导致痴呆症——没有人可以交谈，没有人可以求助，没有人可以去爱和被爱。这听起来像一首西部乡村民谣，不是吗？但孤独不仅仅是乡村音乐的主旋律。对许多人来说，这是现实生活中的痛苦，尤其是那些 60 岁以上的人。

所以，不管你的"独狼"倾向有多强，如果有必要，请逼迫自己定期与其他人交往。例如，每周去一次兴趣俱乐部或饮食俱乐部可能就足够了。即使是有限的社交活动，也能认识新朋友、了解到一个特别的项目，以及发生意想不到的经历：新的友谊，甚至是新的爱情。

完美是美好的敌人

最好能从我们的生活中消除所有已知或疑似导致阿尔茨海默病的因素。很难不同意，对吧？我想我们可以为此干一杯！但是等一下。喝什么呢？

说到痴呆症，酒精占据着特殊的地位。当然，太多就是太多：根据《美国居民膳食指南》，男性每天喝两杯以上，女性每天喝一杯以上酒精饮品就算过量。一个"过度酒精滥用障碍"的酗酒者，一天之内可能光倒酒就能洒出这么多。许多每天饮酒超过两杯（男性）或一杯（女性）的人并不觉得自己有问题，除非他们经历昏厥，喝酒时经常性口舌不清，或者反复听到家人和朋友坚定地要求（更像是命令）他们少喝酒。

关于酒精的影响有几个常见的误解，这使得什么人可以喝酒以及喝多少的标准变得复杂起来。"虽然过量饮酒对身体有害，但少量饮酒可能有益。""一杯葡萄酒比一罐啤酒或（想都别想）一杯鸡尾酒更健康。"尽管我们经常听到这两种说法，但它们都是不正确的。

　　法国国家健康与医学研究院 2018 年在《英国医学杂志》上发表的一项研究称，不喝酒的人比适度饮酒的人更容易患痴呆症。换句话说，一点儿酒对你有好处。但在接受这种说法之前，请考虑一下，不饮酒的这一组人群包含了早年饮酒但已停止饮酒的人。这一组中很可能有至少几个参与者曾被专业人士或家庭成员建议应减少酒精摄入量。这样一来，似乎可以合理地假设他们或多或少存在着滥用酒精的现象。

　　医学博士克里斯托弗·拉博斯指出，这种"人工情境"使得任何不饮酒者与饮酒者之间的研究都变得更加困难，因为至少有一些所谓的不饮酒者在多年前停止了中重度饮酒的习惯，而酒精的负面影响仍在继续。为了证明偶尔饮酒可能比完全不饮酒更有益健康，研究人员应该在未来的研究中只研究那些出于某种原因（宗教、种族、害怕成为酒鬼等）从不饮酒的人。

　　酒精的有害影响包括某些类型的癌症，如头颈部癌症（咽喉癌）、乳腺癌、肝癌、食管癌和结直肠癌等。其中肝癌是最常见的，也是酒精相关死亡人数最多的。酒精引起的肝病的狡猾之处在于，唯一能在其早期阶段诊断出来的方法是偶然发现的综合代谢特征（需要测量大量血液），这通常是常规体检的一部分。虽然肝功能检查结果明显异常，提示医生可能存在酒精滥用，但患者不会出现任何因滥用酒精而导致肝功能进一步恶化的症状，如恶心、呕吐、眼睛和身体其他部位呈现黄色（黄疸），以及腹痛等。经过检测，每天经常饮酒超过 4 杯的人中，90% 有酒精性脂肪肝的迹象。这不足为奇，因为酒精是一种毒药，每年都会导致一定比例的死亡，要么是在一次过量饮酒后出现急性中毒，要么是多年来一个或多个身体器官衰竭而慢慢死亡。

　　记忆力尤其容易受到酒精的破坏。科萨科夫综合征的特点是近期记忆力严重损失，这是由维生素 B_1 水平减少时酒精对大脑的直接影响所致。维生素 B_1 有助于脑细胞将葡萄糖（糖类物质）转化为能量。当维生素 B_1 下降到一定水平时，脑细胞功能就会恶化，有时甚至是急剧恶化。在一个小时内，一个正常的重度饮酒者就可能会变得思维混乱、失去平衡、摇摇晃晃并摔倒。受影响最大的是对最近事件的记忆，以及由虚构场景（想象出看似合理但从未发生过的场景）填补的记忆空白。以下是我与一位患有科萨科夫综合征的病人的一次简短的谈话：

　　　　我（这里称R博士）："昨天我在保罗·斯图亚特服装

店买东西的时候，是不是看到你在那里挑衬衫来着？"

病人："是的，我在那儿。我没看见你，但我买了一件不错的衬衫。"

R博士："什么颜色的？"

病人："蓝色的。那是我最喜欢的颜色。"

R博士："你找到一条好看的领带配它了吗？"

病人："我买了一条红色领带，因为我觉得红色和蓝色很搭配。"

他并没有撒谎。他全然接受了我的说法，相信了这次虚构的服装店偶遇确实发生过。即使他已几周时间没有踏出过医院，也没有影响他接受我的说法。

如果不及时治疗，科萨科夫综合征会发展为永久性的记忆受损，最后发展为酒精相关的痴呆症。如果及早服用维生素B_1，完全康复也是有可能的。这使得科萨科夫综合征成为一种可逆性痴呆症，以及真正的神经系统急症：如果没有及早做出缺乏症的诊断，没有补充维生素B_1，就会不可避免地导致脑细胞的破坏。

在科萨科夫综合征的患者中，大约有25%的人周围神经系统也受到了影响——这是导致失去平衡和经常摔倒的原因。由于记忆力损失，学习和推理困难很快就会随之而来。虽然任何一个人都能看出科萨科夫综合征患者的困境，但患者自己对病情一无所知，他们经常看到和听到不存在的东西（幻觉），描述越来越多的虚构事物，并产生性格上的变化，通常对他人抱有易怒，甚至偏执、好斗的态度。

虽然科萨科夫综合征是酒精危害的一个极端例子，但它说明了我之前提出的观点，即酒精是一种直接的神经毒素，在这种情况下，仅次于它在低水平维生素 B_1 的存在下造成的损害，仅次于在严重酗酒者中非常常见的饮食缺乏。幸运的是，由于食物中添加了维生素 B_1 和其他营养补充剂，科萨科夫综合征变得越来越罕见。

记忆对我们的身份和功能如此重要，所以饮酒与不饮酒的问题也就显得格外重要。不可否认，有些人偶尔喝一杯葡萄酒能够带来极大的乐趣。但请记住，酒精只是阿尔茨海默病的一个风险因素。例如，它对大脑的危害比大量吸烟要小。此外，必须将风险因素放在背景中考虑。重要的是所有风险因素的总和，而不是其中一个因素的影响。

也就是说，在老年人经常跌倒的背景下，也应该看到酒精的影响。由于跌倒引发的死亡率正在上升，尤其是在老年群体中。2007—2016 年间，跌倒后的死亡率上升了 30%。在 75 岁及以上的老年人中，70%的意外死亡是由跌倒造成的。这就是为什么我强烈建议，如果你的年龄在65岁及以上，你应该彻底并且永久地从你的饮食中戒除酒精。如果你已经受到其他导致跌倒因素的折磨，比如力量下降、肌肉萎缩、平衡问题和服用药物，你更加应该听从我的建议。在这种情况下，饮酒可能特别危险。

为了做出自己的决定，请问问自己，我为什么要喝酒？如果答案是"因为酒精帮助我提升情绪，降低焦虑"，你可能会有一些危险，最好是完全戒酒。如果你的回答类似于"葡萄酒让我更加享受食物和身边人的陪伴"或"我喜欢和朋友一起品尝一瓶葡萄酒，然后讨论我们的见解"，你可能没什么好害怕的。没人说你不能偶尔参与一些低风险的活动。人无完人，完美是美好的敌人。

除了上述普遍被接受的痴呆症风险因素外，预防痴呆症的其他三个因素也很重要。

第一，消除感知压力。

尽管减轻压力似乎是降低患痴呆症概率的常识性方法，但关键的描述性形容通常被省略。"感知"压力是其中关键的限定条件。感知压力是超出个人自我评估能力的事件或要求的结果。即使他们遇到类似的情况，这也是因人而异的。总结起来就是："一个人的压力是另一个人的挑战。"对于被认为是压力的事物，人们必须这样看待它。

　　感知压力也会随着环境的变化而变化。以网球比赛为例，排名靠后的选手可能会击败排名靠前的选手，因为基本上排名靠后的选手没有什么可输的，因此不会觉得比赛有压力。但如果排名较低的选手在整个比赛中处于优势地位，那么排名较高的选手就会开始感受到可能会输给处于劣势的对手的压力。另一个例子是，大多数人认为假日聚会是放松的、愉快的、没有压力的。另一些人则认为，想到与姻亲，甚至直系亲属相处就会让人感受到压力。在老年人中，感知到的压力通常会更大。

　　根据实验生理学和心理学研究，感知压力是轻度认知障碍和后来的阿尔茨海默病的一个可变风险因素。在少数种族和民族中，感知压力不仅直接影响认知，而且还会导致不健康行为的恶化，如过度饮酒、吸烟、缺乏体育锻炼、注意力不集中和不遵医嘱等。

　　感知压力随着年龄的增长呈线性增长，还会导致老年人认知能力下降的速度更快。其机制包括应激激素从血液进入大脑，诱发脑萎缩和伴随而来的认知能力下降。这些发现来自2023年的一项研究《美国老年人认知与感知压力的关联》。

　　那么，如何减轻老年人的压力呢？很简单。向自己提出这样的问题："你真正感到的压力是什么？"尽管一个人可能并不愿意分享感受到压力的原因——通常是在看似没有威胁的情况下（也就是说，至少对提问的人来说不是威胁），但感知压力的经历总是容易得知的。你只要问就可以了。

我相信，感知压力解释了许多人对痴呆症的态度。他们认为自己很可能患上这种疾病，随之而来的压力就变成了慢性的，主要是由于无法保证自己不会患上这种疾病。不幸的是，如果这种压力反应普遍存在，就会导致一种自证预言，从而带来最令人恐惧的结果：认知功能恶化，有可能符合轻度认知障碍的标准，甚至演变为痴呆症的一种。

而感知压力的一个积极方面，是我们能够通过改变我们的态度和期望这样简单的事情来减少压力。

第二，重新考虑你与毒品的关系。

我们正目睹美国境内对大麻的接受程度出现前所未有的宽松。这在很大程度上是由特殊利益集团推动的，这些利益集团精明地预见到，通过控制目前可用的合法大麻的有限分销渠道，可以获得难以想象的巨大经济财富。如今，这些特殊利益集团控制着关于大麻有害的叙述。神经学家指出，大麻的负面影响在很大程度上被忽视了，或者被巧妙地排除在有关风险的对话之外。

　　为了避免这一切，让我们从普遍接受（也许除了那些有经济或政治目的的人）的观点开始。大麻是指大麻植物的干花和干叶。这种植物的主要精神活性物质四氢大麻酚通过与四氢大麻酚受体结合发挥作用，尤其是那些对记忆功能很重要的受体，比如海马、杏仁核和大脑皮质的受体。大脑中四氢大麻酚受体的浓度在这些大脑区域是最高的。

　　从积极的一面来看，大麻有时有助于缓解疼痛和恶心。还有其他一些说法——包括该药有助于治疗痴呆症——已被证明是不真实的。尽管一些治疗阿尔茨海默病患者的医生观察到大麻存在一些轻微的安抚焦躁情绪的效果，但 60 岁以上的人使用大麻是禁忌。这是为什么？

　　多年以来，大麻的效力越来越强。在 20 世纪八九十年代，大麻的效力是四氢大麻酚的 4%，10 年前这一比例是 12%，如今这一比例是 26%。根据加利福尼亚大学圣迭戈分校的一项研究，由于缺乏对更强效大麻的了解，65 岁以上的重度大麻使用者到加利福尼亚州急诊室就诊的人数增加了 1 800%。

　　新西兰的一项研究发现，在中年（40 多岁）测量时，频繁使用大麻与智商下降 6~8 分有关。在"婴儿潮一代"（1946—1964 年出生的一代）中，大麻的使用延续了这一趋势，他们的年龄已经超过 60 岁，对现在日益强效的大麻产生不良反应的急诊就诊人数增加了1 800%。尽管后面这些因素形成相关性，其中的因果关系仍然只是推测（参见我们之前关于相关性与因果关系的讨论）。与大麻使用有关的其他因素也可能产生影响，如先前可能证明的关联，包括收入较低、依赖福利、失业和生活满意度较低。

大麻对大脑的影响是不可估量的，因为它影响情景记忆、工作记忆、短期思维问题、执行功能（判断力），以及起初依赖于意识思维的身体行为，比如学习操作机器或演奏乐器等。吸食大麻的人的自我认知也有偏差。

在一项研究中，当被问及大麻如何影响他们的思维、职业成就、社交生活以及身心健康时，大多数重度使用者报告说，大麻对他们生活的这些方面都产生了负面影响。研究人员还发现，精神病在吸食大麻的人群中更为普遍。一项对邮政工作者的研究支持了这一观点。与大麻药物测试呈阴性的邮政工作人员相比，在就业前大麻尿液检测中呈阳性的工作人员受伤率要高出55%，缺勤率高出75%。

根据新西兰达尼丁纵向研究首席调查员玛德琳·迈耶博士的说法："我们在长期吸食大麻的人员中看到的缺陷……就影响大小而言，相当于其他研究中晚年患痴呆症的人的情况。"

与几年前四氢大麻酚含量较低时相比，目前可获得的大麻对大脑的影响要大得多。因此，吸食大麻会让你面临脑损伤和患痴呆症的风险。所以，这似乎是一个"不需要脑子"的选择（请原谅我的双关语）。但强大的投资利益集团试图扩大大麻的使用范围，不仅为了偶尔的治疗效益，而且是为了无所不在的娱乐用途。不幸的是，这成了一种越来越普遍的医疗模式的一部分。目前在美国，像大麻的使用、预防或延缓阿尔茨海默病的药物的开发等已不仅仅是医疗问题，而是文化、经济和政治问题。关于这一点，请参阅第 10 章。

第三，体验树冠的魔力。

如果你一生中大部分时间都生活在大城市，你有没有想过在乡村生活是否会更快乐？如果你在一个小镇长大（就像我一样），你觉得在大城市会更快乐吗？无论你的答案是什么，健康问题可能在你的决定中发挥着一定作用。或许，为了做出这个选择，你需要去寻找乡村和城市生活在认知和痴呆症方面的作用。

根据爱尔兰的一项研究（爱尔兰老龄化纵向研究），与他们的乡村表亲相比，城市居民表现出认知优势。爱尔兰研究涉及 3 765 名 50 岁或以上的健康爱尔兰居民。"有证据表明，农村比城市的痴呆症患病率更高，这表明城市环境可能在认知、社交或生活方式方面更具刺激性。"作者总结道。

虽然爱尔兰研究的发现和推理似乎有一定道理，但我并不完全相信。我在城乡都生活过。我人生的前20年是在乡村度过的，而我20岁以后的生活是在城市度过的（纽约和华盛顿特区）。至少，我想知道，在空气污染和全球变暖的影响下，所谓的城市优势是否正变得越来越脆弱。

高浓度的二氧化氮和一氧化碳与更高的痴呆风险相关。例如，对交通引起的空气污染的测量表明，你住的地方越靠近交通繁忙的主要高速公路，你接触到的颗粒就越大，你患认知障碍的可能性也越大。长期暴露与认知能力下降速度加快有关。

对于这些发现，《瑞典北部交通相关的空气污染和痴呆发病率》一文中做了一个很好的总结，这篇文章由著名研究员拉尔斯·戈兰·尼尔森撰写，并于2016年发表在《环境与健康展望》杂志上。

空气污染造成认知障碍并不需要长期接触。仅仅两个小时暴露于柴油废气中就能干扰正常的大脑功能。在此期间对大脑活动的测量显示，与过滤的空气相比，暴露于柴油废气后，大脑广泛区域的功能活动有所下降。

鉴于这些发现，我认为我们应该重新审视城市或乡村认知障碍与痴呆症之间的关系。例如，众所周知，与在室内人工

条件下进行同样的活动（例如，在健身房的跑步机上跑步）相
比，在户外跑步和其他积极的体育活动更有可能促进心理健
康。在城市或乡村环境中，树冠的密度与居住在树冠附近的跑
步者的心理健康和幸福感呈正相关。

　　不幸的是，我们不能把树冠视为理所当然。我最喜欢的城
市之一多伦多，占地约200万英亩①，城市周围有一片拱形绿地
（所谓的绿化带），目前正在经历一场关于树木的激烈分歧。为
了应对涌入加拿大，尤其是多伦多的移民潮，政府提议在绿地
的私有部分建造新住宅。无论这一改造的其他政治、社会、文
化影响是什么，树冠都可能会减少，从而带来一些程度尚未确
定的污染。毫无疑问，多伦多应该是目前致力于寻找城市认知
效益与城市环境之间最佳平衡的城市之一。

　　与此同时，在我们了解更多之前，最好的行动方案似乎是
将这些因素结合起来：选择一个中型或大型的城市，那里有你
在小城镇不太可能遇到的智力优势。但是，你要选择一个城市
里有大量绿地的地方作为住所，住在绿地附近或内部。我自己
也听从了这个建议。我住在华盛顿特区，但选择了一个三面被
树林环绕的住宅区。

---

① 1英亩≈0.004平方千米。——编者注

一种伟大的痴迷

最后，让我们以对抗痴呆症最重要的一部分内容来结束这一章。

假设飓风摧毁了两栋房子。第一栋房子的主人把所有资产都与房子捆绑在一起，因此他变得一贫如洗。第二栋房子的主人对他的财产被毁不屑一顾，他将一切都交给了一个看管人，然后坐着他的私人飞机飞往他在曼哈顿价值数百万美元的住所。你不需要拥有MBA（工商管理学硕士）学位也能明白这样一个事实：富人在抵御金融冲击方面比他们不那么富裕的邻居更有优势。从严格的经济观点来看，我们可以把富人描述为拥有更多的财富储备。

不同人的大脑也不同。与财富一样，认知储备是随着时间的推移而建立起来的。认知储备理论是指一个人一生中积累的知识、经验和生活事件储存在大脑中的表征。

教育是认知储备的基石。一个人受的教育越多，他的认知储备就越大。教育不仅仅是学位和文凭的积累，更重要的是文凭挂在墙上之后的教育。

为了说明这一点，请想象一下大约20年前我在埃及教育之旅中遇到的一个人。那一天一切如常，我们参观了金字塔和其他景点，埃及学家导游一路上为我们解说。在一天结束的时候，我们会和导游一起进入问答环节。我们小组中有一个人，姑且称呼他为弗兰克，他似乎比除了导游以外的任何人都懂得更多。

虽然我们和导游之间的交流都是以"向专家提问"的形式进行的，但弗兰克的互动是不同的。事实证明，他本人也是埃及历史和文化方面的专家。他与导游的互动更像两位专家之间持续的、偶尔复杂的讨论。有时，导游在回答小组其他成员的问题后，甚至问弗兰克是否有什么内容要补充的。

出于好奇，我特意去了解弗兰克。通常，大多数旅行团成员是律师、医生和各种各样的企业家，而用弗兰克自己的话说，他是"严格意义上的蓝领"，经营着一家成功的承包企业。"那么你是什么时候，又是怎么了解这么多埃及历史的呢？"我问他。

弗兰克还记得五年级时，老师给他上的那节关于古埃及的课。这激励他一生要不断学习更多知识。在接下来的30年里，他收集并阅读了大量关于埃及的书籍，参加了关于埃及文化的各种讲座，并参加了关于埃及的游学团，就像我们当时参加的那个游学团一样。

从本质上讲，弗兰克已经形成了一种"伟大的痴迷"的心理：对某一特定学科拥有强烈的兴趣，并长期努力学习有关该学科的一切知识。最重要的是，一种伟大的痴迷并不一定是从童年开始的，它可以在任何年龄发生。

另一种思考认知储备的方式是将其视为固定智力的一部分，即多年来从教育和经验中积累起来的事实性知识。这不会随着年龄的增长而明显减少，甚至可能会增加。当你向长辈咨询你应该采取哪些特定措施（法律、医疗或其他专业事务）时，你正是利用了长辈积累的知识，它有时也可以称为"智慧"。

英国医学研究委员会国家健康与发展调查（1946年英国健康队列）对1 184名参与者进行了长达70年的研究，结果显示，认知储备较低、智力较低的人，从童年到成年期的认知能力下降的速度更快。这一发现有力地支持了这样一种说法，即终身建立认知储备的人，可以在以后的生活中具有更健康的认知和思维。

当然，没有人可以挥一挥魔杖，就让一个人回到70年前。所以问题来了，到了认知储备发挥作用的时候会不会已经太迟了。五六十岁，甚至更老的人的认知储备会增加吗？

关于大脑最令人吃惊和最原始的见解可能是可塑性。由于大脑具有可塑性，大脑的功能可以保持稳定，甚至可能增加（由于晶体智力），即使脑细胞的数量减少了。更重要的是，这种通过可塑性对大脑回路的重塑是实时发生的，以微秒为单位。这与任何机械装置都大不相同。想象一下，打开你的汽车引擎盖，随机取下几个零件，然后期望你的汽车能更有效地行驶。

每当我们尝试新的兴趣或活动时，我们就会在大脑中形成新的网络；大脑化学信使（神经递质和它们的受体）的数量根据需求增加或减少。神经细胞甚至有可能开始制造不同的神经递质。例如，产生多巴胺的神经元可能开始制造和释放替代的神经递质。最终，这些修饰会产生一个完全不同的大脑。

最初，许多人很难接受大脑具有终身变化的能力这一点。这种不情愿是基于这样一个事实，即大脑的变化直到过程的后期才被主观上意识到。例如，如果你开始上法语课，你最初的学习将是缓慢而渐进的。但在一年左右的时间里，你的法语水平会提高，直到你几乎不记得最初磕磕绊绊的情况。但是，掌握新语言不会一蹴而就，你不可能突然醒来就能说一口流利的法语。这是因为建立专门用于第二语言的大脑回路需要一定的时间和精力。虽然，伴随新学习而来的大脑修改过程更微妙，但与锻炼的过程并没有太大的不同。

建立你的认知储备永远不会太晚。这不是一天、一周或一个月就能完成的。但无论你开始的时候是多大年纪，这个过程都会根据你的年龄而自然开展。建立认知储备可以在任何年龄进行。

最简单的方法是什么？选择你真正感兴趣的东西，那种发自内心吸引你的东西，然后沉迷其中（以一种积极的方式）。像弗兰克的埃及学这样的爱好可能是你所追求的，但你所痴迷的主题不一定是学术方面的。它可以是任何事情，甚至可以是成为一名高级厨师。要做到这一点，你需要阅读食谱和烹饪书，观看视频，请教任何比你更了解这一主题并愿意与你交谈的人。

英国医学研究理事会健康与发展调查显示，大脑在整个生命周期中都是高度可塑的，认知储备可以从童年到未来70年的任何时候开始建立。

你应该对大脑的可塑性感到安慰。当你阅读这些句子并学习新的信息时，你的大脑回路正在进行修改。这种改变的程度是由你以前的生活经历决定的。如果你学得很多，大脑回路就会发生大规模的变化。只学一点儿知识，你的大脑组织就保持不变。认知储备是在你努力预防或延缓阿尔茨海默病时要记住的最重要的概念。

或许，趣味阅读是你能从事的增加认知储备的最有效的活动。这种练习对记忆的影响最大，无论是情景记忆还是工作记忆。情景记忆是关于对书中前文提到的人物或事件的具体回忆。工作记忆是指记住整本书中一个人物或一系列发展的能力。

小说比非小说类更挑战脑力，因为它要求你对自己正在阅读的故事有充分认识，同时要求你记住书中前面描述的场景和人物。要做到这一点，你必须同时锻炼情景记忆和工作记忆。正是这两种记忆过程的流畅互动，让你能够记住书中100页之前或更早的地方发生了什么。相比之下，在非虚构作品中，你通常可以略过一些，独立地、不按顺序地阅读章节。现在，你正在阅读的这本非虚构类书籍，其结构是有意为之，鼓励读者在阅读章节的顺序上有一定的自由度。

趣味阅读也需要专注力和想象力（想象出可能的解释，以便回答为什么人物的行为是这样的）。

是阅读有助于提高记忆力，还是工作记忆能力强的人更喜欢阅读，从而提高了阅读理解能力？在这个问题上，我们又遇到了因果之谜。为了探索这个有趣的问题，贝克曼高级科学技术研究所的研究人员设计了一个有趣的实验。

实验中，年龄在60~79岁之间的参与者有一半被随机分配到一个为期8周的苹果平板电脑休闲阅读项目中（n = 38名参与者）。另一半则在苹果平板电脑上完成谜题游戏（n = 38）。显然，这两种活动都需要注意力集中和认知能力的发挥。最终结果显示，在 8 周后的认知功能测试中，阅读组的表现优于谜题组。这种改善体现在工作记忆和情景记忆，以及其他口头和阅读技能上。

在比较阅读组和谜题组时，"我们尽可能多地对其他活动进行了控制，除了故事中的'神奇果汁'"。该研究的高级研究员莉兹·斯坦–莫罗说。

我认为这里最重要的是，与从事（我特意使用这个词）可能对你没有吸引力或兴趣的智力挑战相比，阅读吸引你的书籍会给你带来更多好处。"全身心地投入我们生活中已经做过的刺激的事情，会带来更多的希望。这可能是增加认知储备和抵消阿尔茨海默病影响的最佳途径。"斯坦–莫罗说。

我在本书的开头处，提出了多种降低认知障碍概率的建议，但这并不能保证你不会患上认知障碍。与其让这种不确定性进一步加深我们的焦虑，不如把缺乏这种100%的保证视为生活中最基本原则的一个组成部分：我们预知自己命运的能力是有限的。

如果你能够采纳本章列举的每一个要素，我们患痴呆症的概率将大大降低。遵循所有这些原则，我们的机会将得到最大限度的提高。随着对特定痴呆症，特别是阿尔茨海默病的了解越来越多，后续无疑还会增加其他因素。所有这一切的棘手之处在于，我们不了解阿尔茨海默病和其他几种痴呆症的基础。

适度调整，适度节制

如果你采取这里讨论过的所有生活方式因素，就可以延缓或预防痴呆症。在所有健康的生活方式中，饮食、智力刺激、锻炼、社会交往与良好的记忆力联系最为密切。在记忆未受损的情况下，不能说痴呆症不可能发生，但也是非常罕见的。

一项研究对 29 000 名中位年龄为 72 岁的成年人做了调查，其作者之一表示："尽管每种生活方式因素对减缓记忆力衰退的作用不同，但结果表明，保持更多健康生活方式因素的参与者的记忆力衰退速度明显慢于那些健康生活方式因素较少的参与者。"

正如我在本书中一直强调的，认知健康取决于多种因素的组合，而不是单一因素。你不可能仅仅通过吃某种食物或做某种运动来保持认知健康。即使你携带载脂蛋白E等位基因——已知阿尔茨海默病的最大风险因素，你也可以保持良好的认知功能，并通过改变生活方式来减少患痴呆症的机会。

第 10 章

文化、社会和政治下的阿尔茨海默病

是顾客、消费者，却不是患者

在前文中，我提到了早期文化背景下对待痴呆症的一些态度：幽默、疯狂等的不平衡。但是，我们当前的文化也无法避免对痴呆症概念的曲解。虽然这种曲解变得更微妙了，但带来的伤害并没有减少。

随着我们的社会变得越来越功利，效率和生产力作为"美德"已经取代了人文关怀。在这种新模式中，痴呆症越来越被视为人类思维的失败，而且痴呆症患者被认为对此负有一定程度的责任。他们被责备饮食结构错误、锻炼不足、没有保持足够的精神刺激等。从 20 世纪 80 年代初开始，我们的文化术语已经从医学术语转变为商业术语，再转变为经济术语。

我清楚地记得，大约在 1982 年或 1983 年一家学术教学医院举行了一次医务人员晚宴。其中有几桌坐的是刚刚毕业的 MBA 毕业生，他们代表的是最近刚收购这家医院的商业集团。当轮到他们中的一位开始讲话时，那个人提到："从现在开始，我们希望医生把医院床位上的患者看作顾客，而不是病人。他们希望病人对产品感到满意，像其他任何顾客一样。"尽管大多数医生都措手不及，不知道如何理解这种奇怪的从病人到顾客的转变，但最终的结果已经非常清楚了。

虽然大多数医生还在说"病人"，但这种商业模式在改变医院医疗文化的其他方面更有成效。病人不仅转变为顾客，而且也转变为消费者（医疗保健的消费者）。因此，护士或护士助理要求医生"检查 105 号床的消费者"是很常见的。

这种商业模式的许多其他表达方式也进入了医院。病人与医生的会面从"预约"变成了"相遇"——"相遇"这个词出现在医院图表、保险表格，甚至一些医生和护士的记录中。除此之外，还有没完没了的会诊，医生一边在电脑上打字，一边和病人交谈，几乎没有眼神交流——这一切都是为了提高效率。

为了把这些进展与背景相结合，哈佛大学教授德里克·博克于 1981 年在《哈佛杂志》上写道：

> 学校对工业界研究资金的依赖引起了一种不安，即利用技术发展（从中赚钱）的计划可能会混淆大学对追求知识的核心责任。

当博克教授写下这些话时，超过 80% 的制药研究在大学医学中心进行，并由独立的学术研究人员发表。到了 2004 年，只有 26% 的此类研究是在大学进行的。整体研究正飞速地从大学转移到制药行业。如今，制药行业所做的研究比例接近 100%，制药公司使用并控制所有的结果和数据。

但是，企业拨款医疗保健的最大收获来自一些看似不起眼的公司所做出的努力。2022 年 7 月 22 日，亚马逊宣布计划收购一家初级保健公司 One Medical，该公司拥有近 200 个分部，为 70 多万名患者提供服务。这笔 39 亿美元的收购于 2023 年 2 月 22 日获得批准。"转变初级保健"致力于建立"无缝衔接全面护理及舒缓的诊室"。

这次收购的影响似乎很大。对病人来说，初级保健是普通卫生保健的大门。对投资者来说，初级保健也是由数十万患者组成的收入来源的大门。通过患者的医疗档案和数据，他们可以将患者变为其他服务的潜在"客户",从而获得额外收入,其中许多服务都与医学无关。亚马逊的收购并不是一次性的。2010—2021 年,用于基层医疗私人投资的总资本增长了 1 000多倍——从 1 500 万美元增长到 160 亿美元。

企业所有的初级保健工作(CPCPs)分为三类,任何一类在传统医疗保健中都不发挥任何作用:零售所有(亚马逊和沃尔玛),保险所有(联合健康保险旗下的卧腾公司、美国哈门那公司),以及外部投资。

萨利尔·沙阿在《新英格兰医学杂志》上评论了企业投资者对初级保健市场的攫取,他写道:"企业所有的初级保健工作的职责是为股东和投资者实现利润最大化,这可能与对患者的最佳护理相冲突。"稍后,我会详细介绍企业和投资者参与研发延缓或预防阿尔茨海默病和其他痴呆症发病的药物所产生的影响。

我们离治愈还有多远?

对一种疾病的治疗几乎总是先要了解其病因及其表现机制。虽然也有例外,但很少。阿尔茨海默病的病因缺乏令人满意的解释,这是我们无法控制它的根本原因。

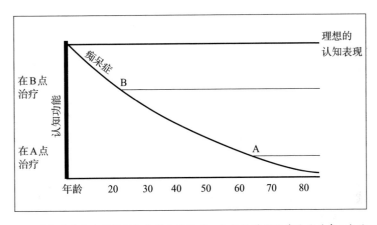

　　图中对比了理想的认知表现和痴呆症。如果及早发现痴呆症（在B点治疗），且疾病的治疗手段成功，预期的恢复可能相当乐观。但如果鉴定过晚，即使是强效药物也不会很有效，因为那时已经发生了相当大的脑损伤，恢复将会受到限制。

　　如今，在爱罗斯·阿尔茨海默证明他诊断出患有以他的名字命名的疾病的患者大脑中存在淀粉样斑和神经原纤维缠结的100多年后，大部分研究都基于一个基本信念：淀粉样斑和神经原纤维缠结是导致这种疾病的原因。然而，这种根深蒂固的信念几乎没有带来什么进展。

　　一个又一个试图通过降低淀粉样蛋白来治疗阿尔茨海默病的临床试验（至少有 17 个已知的试验）都失败了。正如一位专家所说，抗淀粉样蛋白药物的开发"基于大量的生物学证据，如此巨大和多样，似乎无可挑剔。另一方面，一种又一种药物，一次又一次的试验，年复一年的漫长的记录，似乎已经到了完全愚蠢的地步"。

尽管淀粉样斑是阿尔茨海默病的典型特征，而且药物试验的目的在于消除淀粉样斑，但目前尚未开发出既能减少淀粉样蛋白，又能令人满意地改善人类精神功能的药物。特别有趣的是，在一系列失败的药物中，有一些几乎清除了大脑中的淀粉样蛋白，但仍未能在认知方面带来令人满意的临床改善。

科学探究还是对冲赌注？

替代淀粉样蛋白理论的理论已经在发挥作用。拉荷亚索尔克生物研究所所长罗斯提·盖奇的研究就是一个例子，他是该研究所与衰老相关的神经退行性疾病的首席研究员。他的研究重点是从阿尔茨海默病患者的大脑中提取单个神经元。他和他的团队发现，这些神经元中的许多会退化，并经历一种被称为"老化"的生存压力反应。

老化可以是一个正常的过程，伴随着身体其他部位的衰老，比如皮肤皱纹、视力和听力的衰退。但是，大脑的老化总是不正常的。正如盖奇和他的团队的发现，老化会导致神经元失去功能活动、新陈代谢受损，同时大脑炎症也会增加。盖奇的团队已经制定了判断退化过程的方法，因此防止神经元退化可能是改善或治愈阿尔茨海默病的有效方法。

"我们的研究清楚地表明，这些神经元正在经历老化的衰退过程，这与神经炎症和阿尔茨海默病直接相关。"盖奇教授说。

当神经元受到损伤时，它们会释放炎症因子，引发一连串在神经元中间传播的炎症。这一点十分严重，因为单一神经元可以与上千个或更多的其他神经元相连接。这种方法的目的是针对老化的神经元，来减缓阿尔茨海默病的炎症和随之而来的全脑退化。

如果有人想解释炎症在阿尔茨海默病中的作用，过敏性疾病是一个很好的起点。研究表明，过敏性鼻炎、哮喘和特应性皮炎（一类以红色发痒病变为特征的皮肤病，本质上是湿疹）会增加患痴呆症的风险。

韩国国民健康保险系统对 6 785 948 人进行了一项研究，研究人员发现，这三种过敏性疾病都与痴呆的风险显著增加有关，尤其是阿尔茨海默病和血管性痴呆症。或许，其中的机制是由于大脑中产生炎症的细胞被激活，从而导致了痴呆症？

　　但是，如果你患有这些过敏性疾病中的任何一种（大约30%的人患有这种疾病），也没有必要恐慌。在个体层面上，哮喘、过敏性鼻炎或特应性皮炎导致痴呆症的风险很小，大约能使患痴呆症的风险增加10%~20%。

　　但是，如果后续研究支持过敏和痴呆症之间的关联（韩国研究中近700万人是迄今进行的最大的统计评估），那么就迫切需要对调节阿尔茨海默病炎症的药物进行进一步研究了。

　　那么，与其把所有的鸡蛋放在一个篮子里，为什么不分装到另一个篮子，开发出抑制炎症反应本身的药物呢？正如罗斯提·盖奇的研究，炎症很可能是导致神经元死亡的起始事件，随后它们聚集成淀粉样斑和神经原纤维缠结，这些是阿尔茨海默病的特征。

　　与淀粉样蛋白理论一样，这种老化的理论仍未得到证实，还需要进行大量的研究来解决诸如"清除这些老化的神经元有什么益处？""如果这些老化神经元不加以控制，它们是如何导致阿尔茨海默病的？"这类问题。

　　那么，关于阿尔茨海默病起源的理论，哪个是正确的呢？目前没有人知道答案。研究应该继续关注淀粉样蛋白的清除，还是应该把更多的精力放在炎症上，或者应该认为是多种原因的结合？

　　到目前为止，主要的理论集中在阿尔茨海默病患者大脑中发现的淀粉样斑和神经原纤维缠结上。这一理论基于这样一种假设：通过了解淀粉样斑和神经原纤维缠结是如何导致阿尔茨海默病的，就可以理解阿尔茨海默病。检查和探索淀粉样斑和神经原纤维缠结的本质，使神经学家能够通过逆向工程来找出是什么导致了这些淀粉样斑和神经原纤维缠结的形成。这个过程很像是一位四星级厨师品尝一道菜，然后预测和重现烹制它所需的食谱和步骤。

　　也许这里面涉及一些未知原因造成的尚未确定的损伤，损伤造成了一系列炎症。这种情况下，病因主要在炎症上。淀粉样斑和神经原纤维缠结只不过是炎症级联反应或者是某种目前未知的破坏神经元的东西的最终产物，由于副作用产生的淀粉样斑和神经原纤维缠结本身不太可能是阿尔茨海默病的关键因素，至少到目前为止还不是。

　　那么，讨论最多的两个理论——淀粉样蛋白和炎症——哪一个是正确的呢？它们都错了吗？它们是互补的，因此都只有部分正确吗？也许是这样，答案不止一个。多伦多大学健康网络克雷姆比尔脑研究所的资深科学家唐纳德·韦弗博士将这种情况与高血压治疗进行了类比。

　　"没有一种药可以治疗高血压，"韦弗说，"那么，我们为什么期望会有一颗灵丹妙药，仅仅是一颗药丸就能够治愈阿尔茨海默病呢？我认为那太天真了。"

制药巨头之战

2020年，日本卫材和百健制药公司向美国食品和药物管理局（FDA）申请批准一种名为阿杜那单抗（品牌名Aduhelm）的抗阿尔茨海默病药物。在审批过程中，美国食品和药物管理局忽视了自己咨询委员会的建议。阿尔茨海默病专家特别委员会中，没有一个成员建议批准这种药物。美国食品和药物管理局采取了异乎寻常的强硬立场，加快了审批程序。很多事情都处于风险之中。百健制药公司估计，该药每年可带来180亿美元的收入。在一次幻灯片展示中，该公司扬言："我们的志向是创造历史，使这种药成为有史以来最顶级的上市药品之一。"

最初，阿杜那单抗的患者每年用药的费用为5.6万美元，那么全美阿尔茨海默病患者第一年的用药费用将达到120亿美元。虽然这种意外之财对百健制药公司的投资者来说是一件好事，但该药物一半的潜在用户年收入不到5万美元。结果，由于保险公司拒绝支付药物费用，阿杜那单抗很少进入处方药，在第一年结束时，它的收入仅为 300 万美元。很快，这个药就被撤资了。

阿杜那单抗退出市场之后不到一年，百健和卫材制药公司推出了另一种药物仑卡奈单抗（品牌名 Leqembi）。在临床试验中，与服用安慰剂的患者相比，该药仅显示出低至中度的有效性，并且与脑肿胀和脑出血的增加相关。从最好的方面来看，它的效果也几乎算不上是压倒性的。作为一名研究人员，神经学家、美国国家老龄化研究所高级研究员马达夫·坦比塞蒂博士说："从照护阿尔茨海默病患者的医生的角度来看，仑卡奈单抗和安慰剂之间的差异远远低于临床认为的有意义的治疗效果。"

那么，为什么要急于批准一种疗效如此有限的药物呢？对抗淀粉样蛋白药物的反复开发和测试可能就像哈佛大学医学院和世界公认的记忆专家史蒂文·沙克特所说的"记忆七宗罪"之一：纠缠。似乎一个想法一旦在我们的大脑中根深蒂固，我们就很难替换它，甚至修改它。这让我想起了一个对精神错乱的虚假定义："在相同情况下一遍又一遍地做相同的事情，每次都期望得到不同的结果。"

在以淀粉样蛋白为基础的治疗阿尔茨海默病的方法多次失败后，开始另一项淀粉样蛋白试验更容易，而不是考虑其他原因的可能性。这并不是说淀粉样蛋白假说是不正确的——世界上有几十个由杰出的神经学家领导的研究小组，他们高度确信淀粉样蛋白假说是我们应该遵循的研究道路。然而，像罗斯提·盖奇这样杰出的神经学家认为，其他途径尚未得到充分的探索。

2023 年 1 月初，美国食品和药物管理局批准仑卡奈单抗用于治疗早期阿尔茨海默病。这一患者群体的大部分（85%）都参加了医疗保险。在这种情况下，绝大多数符合条件的阿尔茨海默病患者将无法服用这种药物。这是为什么？因为除非患者首次参加政府批准的临床试验，否则医疗保险不会支付任何药物费用，而仑卡奈单抗从未接受过这样的临床试验。

2023 年春，卫材和百健制药公司进行了一项扩展研究，将仑卡奈单抗上市以来的发现（所谓的上市后试验）也纳入其中。基于这项研究，美国食品和药物管理局咨询委员会的所有 6 名成员都投票支持仑卡奈单抗的有效性。然而，仍然存在着一些令人担忧的问题：服用仑卡奈单抗的患者中有 3 人死亡；脑萎缩与未使用仑卡奈单抗的患者相比进展加速。总的来说，携带 APOE4 纯合子基因（具有一对 APOE4 基因）、脑血管内出现淀粉样蛋白，以及需要持续使用抗凝剂（血液稀释剂）治疗的患者，面临着更高的风险。尽管偶尔出现这些副作用，但我相信仑卡奈单抗将继续获得全面批准。这将标志着美国食品和药物管理局 20 年来首次完全批准一种治疗阿尔茨海默病的药物。最重要的是，这将使数以百万计的医疗保险受益者能够获取这种药物。

而由于上市后发现的意外后果，有必要对 APOE4 基因进行检测，以评估患者个人所面临的风险。如果一对基因（APOE4 纯合子）共同存在，那么患者出现脑肿胀或脑积水等副作用的可能性是 APOE4 阴性患者的 6 倍，而出现一系列微出血甚至更严重的大面积出血（脑出血）的可能性是 APOE4 阴性患者的 3 倍。这些发现表明，潜在的仑卡奈单抗治疗患者需要在治疗开始前进行 APOE 基因检测。如此严重的潜在后果，使美国退伍军人事务部药房服务和医疗咨询小组于 2023 年 2 月将 APOE4 纯合子（两个基因拷贝）列入排除标准清单。

最后一个复杂之处在于，治疗早期阿尔茨海默病的药物批准通常是一种寻找疾病的治疗方法。如前所述，无论有无淀粉样斑，早期阿尔茨海默病都很难确定无疑地与轻度认知损伤或其他痴呆性疾病区分开。

《创智赢家》效应

我相信，在开发成功的阿尔茨海默病药物方面，所有这些延迟背后的操作原理都是基于我所说的"《创智赢家》效应"。它讲的是一系列百万富翁对一些雄心勃勃的创业者进行面试，这些创业者没有足够的资金将一个可能价值不菲的新想法推向市场。而这些手握资金的投资者意在获得未来可能收益的最大份额，同时投入尽可能少的种子资金。创业者则希望获得足够多的启动资金，同时又不放弃太多未来公司的经济利益。未来的公司将由创业者和提出最佳出价"胜出"的千万富翁共同发起。

遗憾的是，《创智赢家》效应并不只存在于电视节目中。在这个国家，空前数量的亿万富翁和百万富翁正在为控制曾经开放的市场力量而展开激烈的斗争。这一过程的一个显著例子是租赁住房市场，根据摩根士丹利资本国际公司的数据和研究，由于房地产信托公司将其公寓份额从2011年的44%增加到2022年的70%，如今的租赁住房市场昂贵得令人望而却步。

那么，传统租赁和房地产信托有什么区别呢？虽然公寓公司通常直接与客户（租客）打交道，但房地产投资者和公司的目标是取悦客户，即房地产信托的投资者。租金上涨对投资者来说是一个好消息，对租房者来说却是一个坏消息。

同样，《创智赢家》因素也成为新药产品开发的推动力。世界上大多数制药公司都是上市公司，也就是说，你我都可以购买这些公司的股票。事实上，就像所有其他上市公司一样，如果制药公司想生存下去，就会承受着取悦投资者的无情压力，而这些投资者和任何其他公司的投资者一样，都希望获得巨大的投资回报。

为了应对阿杜那单抗带来的财务损失，百健制药公司在2022 年 2 月宣布削减 5 亿美元开支的计划。如果该公司的前景没有改善，还会计划采取进一步限制措施。这样削减成本是必要的，因为这种药物在市场上的表现非常糟糕。这很可能是由于保险公司和美国食品和药物管理局统计学家的冷淡反应，他们认为这种药物的有效性没有足够的证据来证明。由于美国食品和药物管理局的严格监管，销售数据令人失望，制药公司别无选择，只能将该药从市场上撤下。

而百健的股东对这一切有何反应？他们于 2022 年 2 月对百健提起诉讼。投资者指控百健与美国食品和药物管理局的接触是非法的，以及该公司对阿杜那单抗做了 25 项虚假和误导性的陈述。这起在马萨诸塞州提起的诉讼于 2023 年 3 月被驳回。"证券欺诈投诉不能建立在虚假陈述构成的纸牌屋上。"法官针对这一案件写道。

虽然《创智赢家》的安排可能对许多创业企业来说是好的，但这真的是将新的阿尔茨海默病药物推向市场的最佳方式吗？例如，在仑卡奈单抗临床试验完成的两个月前，卫材和百健制药公司发布了新闻稿，大肆宣传高水平的成果，不出所料，这两家公司的股票价格大幅上涨。显然，因为有600万潜在客户，乐卡奈单抗获批有望成为一笔巨大的财富。然而，纽约西奈山伊坎医学院神经病学和精神病学教授塞缪尔·甘迪对这种药物的看法是："目前，还没有人知道这些效果是否具有临床意义。……这可能需要数年时间才能确定，争论可能会继续下去。"

显然，我并不是在指责美国食品和药物管理局、百健、卫材或任何其他制药商的渎职行为，我也不是在批评那些试图通过押注成功的制药公司和药品来获利的投资者。我的观点是：在目前的研究环境下，开发一种有效的阿尔茨海默病治疗药物将受到市场力量的影响，它支配着所有想要推出首个成功药物的制药公司的投资者。或许你和我一样，觉得这个卑劣的过程让人感到失望、愤世嫉俗，但事实证明，药物开发并不依赖于实验室中那些"白大褂王子"；它只是企业家制造的又一场由市场驱动的喧嚣，对他们来说，首要的，也是唯一的考虑，就是自己的经济利益。

尽管如此，当一种真正有效的药物问世时，会发生什么呢？《创智赢家》的思维模式和运作方式届时也会盛行吗？

后记
我们必须改变目前对阿尔茨海默病
患者的态度

　　我们在本书中一直努力解决的一个问题是阿尔茨海默病和其他痴呆症的连续性和不连续性。痴呆症患者是否代表着一种异于常人的人群？有一堵不可逾越的墙将痴呆症患者严格区分开来？痴呆症——至少在早期阶段——进展缓慢，有时甚至难以辨别？读到这里，我希望你已经知道我更倾向于哪一种模型了。

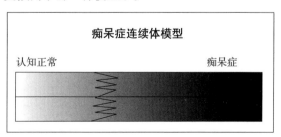

痴呆症连续体模型

认知正常　　　　　　　　　　　　　　　痴呆症

　　但我认为，相信连续体模型需要承担一定的义务。我们无法确定阿尔茨海默病患者能与他人进行多长时间的有意义的交流。在过去约 20 年的时间里，神经学家修改了他们关于看似无反应的人是否保留与周围环境中的人和事件互动能力的观点。在过去的 10 年里，脑成像研究表明，即使是处于深度昏迷状态的人，也能感知并回应别人对他们说的话。

　　所以，我们有理由假设一个患有阿尔茨海默病或其他痴呆症的人可能会意识到别人对他们的评论。然而，我亲眼看见家庭成员——甚至医生——在阿尔茨海默病患者面前谈论这种疾病的不可治愈性。

　　最好不要把阿尔茨海默病患者看作一个连续体，他们其实是许多个连续体。事实上，这种疾病的每一种症状和体征都在以自己的速度发展，从轻微异常到严重受损。例如患者言语表达可能有缺陷（运动性失语症），却能够对他人的言语很好地进行识别。当我们探索人们对阿尔茨海默病患者的看法、交谈方式和一般治疗方式时，请记住这些区别。

粉色睡衣和米色高跟鞋

　　我们对待痴呆症患者的态度尤其受到我们使用的语言和表达

方式的影响。如果我们把文化看作一个由共同的想法、先入为主的观念、意义和行为组成的学习系统，我们可以从报纸、社交媒体、电影、电视节目和书籍等文化表达中学到一些令人惊讶的东西。

根据澳大利亚悉尼大学的刘丽菲和法拉·普瓦宁格姆在2020年发表在《BMC老年病学》期刊上的一项电影研究，人们通常对阿尔茨海默病患者的描述采用了有害的，甚至是破坏性的刻板印象：痴呆症患者总是不可避免地年老、严重受损、无法与他人进行有意义的互动，并且没有生活质量。结果，我们中的太多人把这些刻板印象融入我们的信仰。

通常，痴呆症患者被描绘成"活死人骨架"，刘丽菲和普瓦宁格姆说。这种描述包括"脱离身体的死亡"和"枯萎的躯壳"。在23部以痴呆症为主题的虚构电影中，13部集中在严重的记忆问题上，10部集中在交流困难上。通常，患者对时间、地点和周围的人感到困惑并迷失方向。最极端的是描述奇怪行为的情节：穿着粉色睡衣和米色高跟鞋走进办公室；找不到钥匙时，会拿着锤子或螺丝刀去撬前门。在几乎所有的电影中，叙事的高潮都是僵化和死亡。此外，许多患有阿尔茨海默病的角色都表达了对死亡的渴望。那些照顾他们的人不可避免地精疲力竭，最终失去亲人。

由于媒体的描述既反映又影响了一种文化的态度和行为，

所以不出所料，媒体所描述的许多态度和行为已经慢慢融入我们对阿尔茨海默病的预设。刘丽菲和普瓦宁格姆这样总结他们的发现："公众害怕痴呆症，我们的卫生专业人员在诊断后对痴呆症患者不那么尊重，痴呆症患者会经历他者化（把一个人看作本质上的异类）。"

为了消除这些有害的文化刻板印象，澳大利亚于2018年通过了语言指南。根据这些准则，像"受苦"和"受害者"这样的词，以及像"老小孩"和"小妞"这样的居高临下的表达，都是要避免的；电影和电视对晚期病例的描述也是如此。

随着对疾病的一些同情和了解，晚期病例应该被较轻或较早病例的描述所取代。记住痴呆和癌症一样很有用，它们经常被拿来进行比较（"精神癌症"或者"大脑癌症"）——分为轻度、中度和重度。通常情况下，在首次确诊后，在适当的照管下，患者的工作和职业生涯还可以持续数年。在极少数情况下，由于目前无法解释的原因，痴呆过程可能停留在保持足够认知功能的某一点上。

否认和污名化

根据阿尔茨海默病国际组织的数据，只有1/4的阿尔茨海默病患者被诊断出来。这一统计数据引发了一个直接问题。既然阿尔茨海默病可能是世界上讨论最多的疾病，为什么确诊率这么低？人们会期待，无论什么专业的医生都应该能更频繁地诊断出这种疾病。甚至，检测疾病晚期的记忆力、行为和其他症状不需要具备医学学位。

当然，否认也起到了一定作用。患者的亲属可能会忽视或合理化自己配偶或亲属的早期疾病迹象，这种情况也不难理解。"痴呆症忽视"是由达莎·基佩尔创造的术语，她致力于支持和培训照料阿尔茨海默病患者的人。她说有大量证据证明，痴呆症忽视是无法接受，甚至无法察觉自己熟悉的人正越来越深地陷入痴呆症。

我相信，比否认更重要的是耻辱，也就是针对所有被确诊或疑似阿尔茨海默病患者的消极刻板的观念、感受或者行为（"不可能发生在我家！"）。当耻辱逐渐累积，就会引发拒绝和排斥，而这两者都是由对死亡的恐惧所推动的。

耻辱包括公众对痴呆症的恐惧、绝望、声称无能为力、将痴呆症患者病房上锁等。我们的文化鼓励一种"对抗异己"的价值取向。阿尔茨海默病患者拥有"病态"的完全不同于"正常"人的大脑。

当一个人被诊断出患有阿尔茨海默病时，其他人会认为他们在某种程度上受到了损害，即使他们尚处于疾病的早期阶段；他们被认为不能自己做决定，他们的生活没有质量。通常，亲属不想对他们是否患上阿尔茨海默病进行检查；那些出现疾病症状、表现出疾病迹象的人也同样否认；整个文化环境都在对这种疾病进行贬低、嘲弄和隐瞒。

研究人员刘丽菲和普瓦宁格姆发现，在媒体对阿尔茨海默病描述的研究中，对阿尔茨海默病的污名化的刻板印象通常与对衰老的污名化刻板印象融合在一起："老年人没有用，是我们社会的负担"是这种年龄歧视的典型表现。这往往伴随着一种心理健康的污点，包括暴力行为等刻板印象。

所有这些因素加起来，导致了只有 1/4 的阿尔茨海默病患者被诊断出来，这样看来，1/4 这个数字有那么震撼吗？

利立浦特人是痴呆症的产物吗？

虽然大多数疾病都是由患者记录下来的，但阿尔茨海默病和其他痴呆症则并非如此。如果你把搜索范围限制在亲戚或配偶的叙述中，阿尔茨海默病的第三人称描述比比皆是。小说家艾瑞斯·梅铎的传记尤为引人注目，由她的丈夫、文学评论家约翰·贝利著成。据我所知，作为 20 世纪最多产的爱尔兰作家之一，梅铎并没有创作任何关于阿尔茨海默病如何侵蚀她的生活的文学作品。

在大多数情况下，人们对患有阿尔茨海默病的作家的最高期望是写出一本反映他或她内心经历的书（通常是小说）。我们以 18 世纪作家乔纳森·斯威夫特为例。斯威夫特在晚年可能患有痴呆症，因为他抱怨记忆力差、脾气暴躁、长期感到绝望，但这只是猜测。《格列佛游记》中描述的小利立浦特人有可能源于作者的路易体痴呆引发的微幻觉吗？还是那句话，我们并不能确定。

但就生动描绘阿尔茨海默病患者的自我体验而言，有一本书脱颖而出。如果你想站在阿尔茨海默病患者的立场上，我强烈推荐托马斯·德巴乔的自传《失去理智：阿尔茨海默病患者的生活》。现已去世的德巴乔曾是一名记者，当时他意识到自己已经患上了阿尔茨海默病。他特别擅长描述阿尔茨海默病对他的记忆、身份和孤立感的影响，以及他生命的短暂：

　　德巴乔谈身份："没有记忆，你就不知道自己是谁。我比以往任何时候都更努力地寻找关于身份问题的答案。我被早期的记忆淹没了，这些记忆保存在我大脑中一个受到保护的地方，在那里阿尔茨海默病不会控制我。这些记忆成为我寻找自我的最后残留。"

孤立："现在的每一天都是新的，我对前一天的记忆很少，但足以让你知道昨天的存在。这是一种新的生活方式，需要慢慢适应。"

短暂性："记忆存在于当下，每次只有一分钟，而且正在以惊人的速度消失。我正活在当下。我的记忆被抹去了。几乎没有一盏灯能照亮昨天那条漫长的隧道。我的大部分记忆在被创造出来的那一刻就被抹去了。"

7 个问题

从现在开始，直到治疗阿尔茨海默病的药物成功问世，我们应该对阿尔茨海默病患者采取什么样的态度？将阿尔茨海默病患者视为与你差不多的人，似乎在智慧和同理心方面都是一种最佳的选择。人们与阿尔茨海默病患者交流时普遍缺乏这种视角，这也解释了他们为什么会被污名化、被疏远，越发不安、愤怒、不耐烦和恐惧等。

相反，与阿尔茨海默病患者交流时遇到的最大的困难，是认识到我们所有人实际上都曾或多或少经历过这种疾病的所有迹象和症状：记不住一个名字、想不出一个具体的词，或在陌生环境中遇到熟悉的人却没有认出来。在患者身上看到我们自己，也有助于解释这种耻辱和孤立。那么，我们该怎么做呢？

思考一下，当被诊断患有痴呆症时，患者会失去什么？牢记这 7 个问题，我们就能在提高他们的生活质量方面取得巨大进步：

1. 最初、最具破坏性的损失是**身份的丧失**。这里包括职业身份、家庭身份，以及由于朋友的疏远而丧失的社会身份，这是因为他们担心类似的事情会发生在自己身上。

2. 丧失**能动性**意味着无法代表自己，也就是说，无法就居住或日常活动做出自己的决定。"想给朋友打电话邀请他们一起吃午饭吗？"可悲的是，患有阿尔茨海默病的人很少有能力做到这一点。

3. 与前两者相关的是**自主性**的丧失。阿尔茨海默病患者感觉自己无法控制自己的生活。

4. **总是感到孤独**是一种丧失。

5. 总是**处于批判性的审视**之下也是丧失自主性。

6. 失忆会导致对周围社会环境中的人和事失去**熟悉感**。

7. 最后，**自由的丧失**来自无聊和重复所带来的沉重负担。

目前，解决这些热点问题的灵丹妙药是备受推崇的辅助生活安排，需要痴呆症患者离开家，永久性地迁入护理机构。

据政府估计，2020 年，有 81.8 万人生活在痴呆症辅助生活机构中。2015—2022 年，这些机构的数量增加了 24%。此外，这些记忆公寓（痴呆症护理单位的名称）的费用已升至每年 65 000 美元以上，远远超出大多数人的支付能力。如果是封闭的公寓，则平均每年的费用将增加到 8 万美元。因此，对许多人来说，唯一的办法就是家庭护理。但是，家庭护理助理的数量远远满足不了需求。因此，照顾痴呆症患者的责任往往落到了亲人身上，这些亲人必须大幅减少外出工作，或者许多情况下直接辞职。这就导致了一个进退两难的局面：本可以用于专业的记忆公寓护理的主要收入来源也不存在了。

虽然每个人都认为长期护理太昂贵，但不要指望很快会有所改善。而且，目前看来提出以更低的成本为更多人提供服务的解决方案，几乎没有什么推动力。这是为什么呢？让我们再次短暂地进入《创智赢家》，上一堂严峻的课。

目前，养老设施的增长是由房地产信托推动的——《创智赢家》中的风险投资旨在为投资者创造可靠的、不受经济衰退影响的回报。为了获得这些回报，他们针对这些高档公寓的富有的潜在买家或租户做了宣传推广。在标准情况下，这些公寓在建成前就已经有人预定了。如果你的年龄超过 60 岁，你可能已经收到过这些高档生活辅助机构发出的精美宣传册。通常，宣传册里都是穿着考究、看起来很富裕的老年人在高端公寓里喝鸡尾酒的场景。

可能性，而不是残疾

我认为阿尔茨海默病的发病率会持续上升吗？即使不能治愈，我们也找不到能够缓解这种疾病的药物吗？我相信，如果能够克服某些障碍（并非所有障碍都是科学上的障碍），未来 5 年内就会出现有效的治疗方法。

减缓阿尔茨海默病的进展，而不是彻底治愈，或许是未来 5 年内能实现的最好结果。实现有临床意义的改善将为患者及其护理人员和亲属提供不可估量的好处。我们这里所说的"临床意义"是什么意思呢？这就是问题所在。阿尔茨海默病协会于 2022 年 1 月召集的一个专家组表示，尽管医生和家属可能会有不同的意见，但努力达成一致是值得的。

经过一年多的审议，该专家组一致认为，减缓疾病的进展而并非完全消灭疾病，可能是目前药物试验更容易实现的目标。有些人认为，临床意义上的终点更像社会建构的概念，而并非科学上可确定的想法。但是，在对临床意义上的终点嗤之以鼻之前，请思考一下：如果能够尽早地减缓疾病的进展，就可以将认知功能在可接受的状态下延长很多年。

假设进展比我们希望的要慢，并且 2030 年我们的处境仍然与今天相同。具体来说，如果是你认识的人，甚至你本人患有阿尔茨海默病，你会希望有一个什么样的环境来安置和照顾他们？

让我们从当前的情况开始。阿尔茨海默病患者在某一阶段（对表现出攻击性行为，或无法自主控制自己大小便的患者来说可能更早），在其家庭负担得起的情况下会被移送到一个专门的照料机构，通常是一个记忆公寓。患者将不再有出入自由——这样的公寓通常是封闭的。珍惜自己隐私的人，往往会对这些自己几乎无力改变的监护程序感到沮丧。

一些组织得较好的痴呆症护理机构会适当注重提高社会化的团体活动，这是一个值得称赞的目标。如果有人在某一天不愿意参加这些活动，那么他也可以被谅解，但必须给出适当的理由。当然，这种强制安排也不完全是坏事。这里的居民或者已经发病了，或者疾病正在进展中，最好在早期阶段进行诊断和治疗。

我可以继续描述更多的细节，但我相信你已经明白了。虽然我们都认识到，当涉及人类行为时，一种标准并不适用于所有人，但如果有机会观察一些阿尔茨海默病和痴呆症康养机构的日常生活，你或许就不这么认为了。但这真的是必要的吗？

让我们想象一下，有一小群患有阿尔茨海默病或其他痴呆症的人自由地生活在药物干预很少，甚至不存在的环境中。他们被鼓励计划好自己日常生活的一部分。只有在需要的时候，他们才会与医务人员互动。他们被鼓励进行社交互动，而不是用强迫的方式。亲朋好友的来访受到欢迎，而不会因为担心亲友可能打断医务人员的工作程序而过多限制。

在这个平均年龄在 70 多岁的小社区里，各类医疗程序和方案仍然服从于居民的意愿。这个概念的重点是让每个人就如何度过每天的时间、和谁共度，做出自己的决定，就像他们在不得不面对阿尔茨海默病之前的日子一样，那时的他们可以根据一些自己无法道明的原因来选择朋友。

如果用一个词来形容这种生活安排，那就是"自由"——经营自己的生活，做决定、计划活动，并且和自己选择的朋友交往。从本质上讲，我们在这里讨论的是一个尽可能使阿尔茨海默病患者的经历正常化的社区。听起来不可行吗？或者更糟的是，这是对阿尔茨海默病的一种不恰当且天方夜谭的概念吗？

也许你会惊讶地发现，事实上，与我所描述的类似的社区已经在欧洲国家蓬勃发展，尤其是在荷兰和法国，我指的是霍格威村，也叫"痴呆症小镇"。

霍格威是一个与世隔绝的村庄，像俄罗斯套娃一样依偎在阿姆斯特丹郊区的韦斯普镇。这个村子大约有 10 个足球场那么大，居住着大约 150 位阿尔茨海默病患者。霍格威与阿姆斯特丹的其他小村庄一样，由城镇广场、花园、剧院和杂货店组成。还有一个发廊、一片乡间绿地、一个乡村咖啡馆和小酒馆。居民六七个人组成一组，住在一栋特别设计的房子里，由一位看护人照顾。这些房屋的设计和家具与居民来到霍格威之前居住的传统荷兰房屋非常相似。

护理人员由大约 250 名护士和专家组成，他们大部分时间都不会出现。他们接受的训练是识别早期问题并进行适当的干预。但在大多数情况下，他们尽可能少地干涉居民的生活。"背着手照料"，其中一位护理人员这样形容。例如，居民可以自由进出超市，来满足日常需求。但通常，每周所需的采购是由一名工作人员完成的，工作人员会与居民讨论他们需要哪些生活用品。

如果新入住的阿尔茨海默病或痴呆症患者确信自己不会失去自主行动的能力，那么这种工作关系就从入院的那天开始；

患者将保留一种认同感，并且能够独立地选择日常活动的许多细节。这里的居民还可以自由地与其他居民建立友谊来对抗孤独、无聊和重复。霍格威的基本主题是自主。工作人员持有的共同信念是，居民们有能力自己做决定。其中蕴含的信息不是"你病了，你的大脑出问题了，你丧失了记忆能力"，而是"让我们看看你怎样自己决定什么时候吃什么东西、什么时候睡觉、做什么事情并且和谁在一起"。工作人员的详细监测有助于防止居民超出他们所患疾病的限制。

　　加拿大、澳大利亚、法国和罗马都有类似的村庄。未来是否会建立起更多的村庄，还有待观察。那么，将这种设施齐全的村庄作为痴呆症护理标准的最大障碍是什么？当然是成本。正如乔希·普莱诺斯在《大西洋月刊》上发表的一篇关于痴呆症村的文章中所说："在非社会化的医疗体系中，建立设施齐全的村庄将极其困难：这意味着在可预见的未来，像霍格威这样的设施在美国或许是不可能的。"（也就是说，在没有政府干预的情况下，如果没有搞清怎样让痴呆症村赢利，就推广不下去。）

　　为了更深入地了解在美国开设霍格威这样的机构所涉及的一些问题，我采访了霍格威的创始人珍妮特·斯皮林，她也为其他建立在正常化的护理–社会关系模式基础上的村庄做顾问。

有一些美国人希望在美国建立类似霍格威村这样的机构，在与他们的讨论中，斯皮林了解到建立一个美国版霍格威村可能无法克服的一些困难：

> 美国人被困在自己创造的制度中。在你们的文化中，如果不是一切都达到了 100% 预期的，你们就会起诉该组织。这就造成了一种为诉讼辩护的气氛，而不是集中精力用创新的方法来帮助痴呆症患者。当然，居民有可能会滑倒。在我们国家，适当的医疗服务是免费提供的。但在美国，摔倒一定是某人的错，然后就会被提起诉讼。

我向斯皮林提出关于私人投资模式的问题。她乐观地表示："社会责任感可能会促使一些投资者接受短期内较低的投资回报。"

不现实吗？是不是太天真了？可能吧。但是，如果珍妮特·斯皮林的观点被证明是正确的，那么这个世界将是多么美好啊。

最后的想法

那么，现在你能做些什么来降低患阿尔茨海默病的概率呢？不需要放下这本书，甚至不需要从椅子上站起来。但在我告诉你之前，请确定你是否同意这个说法："年纪越大，我越觉得自己没用。"

你的答案是什么？别装了，思考的时间不要超过几秒钟。

根据耶鲁大学研究人员贝卡·利维和马丁·斯莱德对轻度认知障碍患者进行的一项研究，35.5%的受访者持积极的年龄观念（他们不同意这种说法），而65%的受访者持消极的年龄观念（他们同意随着年龄的增长，越发觉得自己没用）。所以，如果你同意这个说法，你就是大多数人中的一员。不幸的是，这对你来说不是一个好消息。

那些对年龄持积极态度的人比持消极态度的人康复的可能性高出30.2%。这是尤其难得的，因为我在前面章节中曾经提到，从轻度认知障碍恢复到正常的认知而不伴有抑郁是非常罕见的。一般来说，轻度认知障碍要么发展为痴呆症，要么保持稳定。

在二次分析中，认知正常、未患有轻度认知障碍的人被问及上文中"越老越没用"的问题。在接下来的12年里，那些持积极观念的人比持消极观念的人更不容易出现轻度认知障碍。无论年龄和身体健康状况如何，都是这样的结果。这项研究主要的收获是，年龄观念很重要，而最重要的是，它是可以改变的。

　　自省的力量使改变年龄观念成为可能。基本上，自省包括对一个人的思想、感受和行为的积极持续的评估。精神病学家和心理学家描述某人拥有（或缺乏）洞察力时，他们指的是自省。这一特性在普通人群中变化很大。

　　你是否注意到，有些人在生气或悲伤的时候似乎不知道自己在经历什么？他们表现出愤怒的所有迹象（脸涨红、眼睛瞪大、急躁笨拙的姿势），但他们似乎不知道自己在生气，甚至被问到这一点时还会否认。用 20 世纪 70 年代的流行语来说，他们"与自己的感受脱节"。有一个希腊语单词准确描述了这种状态：述情障碍（*alexithymia*，a，意为没有；lexi，意为单词；thymia，意为感受——缺乏表达内心感受的词语，或者更准确地说，是无法辨别或识别出这些感受）。

　　这种意外常见的疾病患者经常去看医生，抱怨自己出现了身体上的问题，像背部、脑部或肠道问题等。他们不了解自己的困境，尤其是自身对促成这种困境的作用。他们在基于洞察力的心理治疗中表现不佳。但当给述情障碍患者服用抗抑郁药或抗焦虑药物时，身体上的不适通常会消失。

　　相反，一个具有自省能力的人，能够认识到自己的情绪和冲动，而不需要将它们转化为身体上的症状（没有述情障碍）。

冥想衰老研究小组在 2022 年发布的一项研究包括了完全正常的老年人，以及主观认知能力下降的老年人（"我不知道自己怎么了，但我的想法不太对劲儿"）。在这两组老年人中，高水平的自省与葡萄糖代谢的增加和思维能力的增强有关。除了自省的水平低以外，与阿尔茨海默病和其他痴呆症风险增加相关的其他因素包括抑郁、焦虑、责任心低以及防御性的悲观主义（出现这种情况的人，即便是普通的状况也会认为是有威胁的和不安全的）。在 2020 年发表的另一项研究中，反复出现的消极思维也被列为导致认知能力下降的不健康心理特征之一。

如今，神经学家已经证实，不健康的心理状态会导致一种或多种阿尔茨海默病特有的大脑变化。在另一项研究中，责任感弱、情绪不稳定以及反复出现的消极思维等特性被证明与淀粉样蛋白的大量积累有关，而淀粉样蛋白是神经学家爱罗斯·阿尔茨海默最先在奥古斯特·德特尔的大脑中发现的。相反，发展自省能力会导致颞叶和顶叶的葡萄糖代谢增加，与阿尔茨海默病的情况正好相反。因此，自省这种心理特征在预防阿尔茨海默病方面得到了科学证实。

2022 年进行的一些研究表明，积极思考可以带来健康的大脑效应，我本人对此感到非常振奋。

以下是最后一条改变生活方式的建议：不要把时间花在担

心自己是否会在遥远的将来患上痴呆症。反之，请遵循当前的健康生活方式指南，享受你的生活。生活是要好好过的，而不是一直为之烦恼。没有人能完全控制我们的生活将如何发展或何时结束。

让我们以当代哲学家基兰·塞蒂亚的基本生活建议来结束这本书。他认为，要过上美好而令人满意的生活，需要有"抱有美好的希望"的勇气。"满怀希望就是直面各种可能性，不要屈服于一厢情愿的想法，也不要被恐惧吓倒，而是要保持开放的可能性。"

当谈到阿尔茨海默病和其他痴呆症时，让我们希望一切顺利。

致谢

本书的贡献者及其贡献已在参考资料中鸣谢。

特别感谢我的办公室经理助理弗兰齐斯卡·贝宁，她把一切都安排得井井有条。

参考资料

Abolhasani, Ehsan, Vladimir Hachinski, Nargess Ghazaleh, Mahmoud Reza Azarpazhooh, Naghmeh Mokhber, and Janet Martin. "Air Pollution and Incidence of Dementia: A Systematic Review and Meta-Analysis," *Neurology* 100, no. 2 (January 10, 2023): https://doi.org/10.1212/WNL.0000000000201419.

Addis, Donna Rose, and Lynette J. Tippett. "Memory of Myself: Autobiographical Memory and Identity in Alzheimer's Disease." *Memory* 12, no. 1 (January 2004): 56–74. https://doi.org/10.1080/09658210244000423.

Andrei, Minhai. "Hikikomori, the Japanese Phenomenon of Extreme Social Isolation Is Going Global." ZME Science (website), April 29, 2023. https://www.zmescience.com/feature-post/culture/culture-society/hikikomori-loneliness/.

Ansari, Sam. "The Medical Test Paradox." De Econometrist, January 7, 2021. https://www.deeconometrist.nl/econometrics/the-medical-test-paradox/.

Arlinger, Stig. "Negative Consequences of Uncorrected Hearing Loss—a

Review." Supplement, *International Journal of Audiology* 42, no. S2 (August 2023): S17–20. https://doi.org/10.3109/14992020309074639.

Austin, Daryl. "When Looking Back Helps Us Move Forward, or How Nostalgia Can Be Good." *Washington Post*, August 21, 2022. https://www.washingtonpost.com/health/2022/08/21/nostalgia-restorative-first-aid-emotion/.

Beckman Institute. "Reading for Pleasure Strengthens Memory in Older Adults." Neuroscience News, December 6, 2022. https://neurosciencenews.com/reading-aging-memory-22011/.

Bell, Jacob. "Biogen's Alzheimer's Drug Sales Remain Slow as Company Warns of Further Cost Cuts." Biopharma Dive (website), February 3, 2022. https://www.biopharmadive.com/news/biogen-aduhelm-sales-slow-cost-cutting-fourth-quarter/618222/.

Belluck, Pam. "Alzheimer's Drug May Benefit Some Patients, New Data Shows." *New York Times*, November 29, 2022. https://www.nytimes.com/2022/11/29/health/lecanemab-alzheimers-drug.html.

———. "Nuns Offer Clues to Alzheimer's and Aging." *New York Times*, May 7, 2021. https://www.nytimes.com/2001/05/07/us/nuns-offer-clues-to-alzheimer-s-and-aging.html.

Brooks, Megan. "Best Antioxidants to Prevent Age-Related Dementia Identified?" Medscape, May 5, 2022. https://www.medscape.com/viewarticle/973525.

———. "Keto Diet in MS Tied to Less Disability, Better Quality of LIfe." Medscape, March 10, 2022. https://www.medscape.com/viewarticle/970079.

———. "Many Americans Missing an Opportunity to Prevent Dementia." Medscape, May 20, 2022. https://www.medscape.com/viewarticle/974341.

El Haj, Mohamad, Pascal Antoine, Jean Louis Nandrino, and Dimitrios Kapogiannis. "Autobiographical Memory Decline in Alzheimer's Disease, a Theoretical and Clinical Overview. *Ageing Research Reviews* 23, no. B (September 2015): 183–92. https://doi.org/10.1016/j.arr.2015.07.001.

El Haj, Mohamad, Karim Gallouj, and Pascal Antoine. "Autobiographical Recall as a Took to Enhance the Sense of Self in Alzheimer's Disease." *Archives of Gerontology and Geriatrics* 82 (May-June 2019): 28–34. https://doi.org/10.1016/j.archger.2019.01.011.

El Haj, Mohamad, Dimitrios Kapogiannis, and Pascal Antoine. "Phenomenological Reliving and Visual Imagery during Autobiographical Recall in Alzheimer's Disease." *Journal of Alzheimer's Disease* 52, no. 2 (March 16, 2016): 421–31. https://doi.org/10.3233.JAD-151122.

El Haj, Mohamad, Jean Roche, Karim Gallouj, and Marie-Charlotte Gandolphe. "Autobiographical Memory Compromise in Alzheimer's Disease: A Cognitive and Clinical Overview." *Gériatrie et Psychologie Neuropsychiatrie du Vieillissement* 15, no. 4 (December 1, 2017): 443–51. https://doi.org/10.1684/pnv.2017.0704.

Eustache, Francis, Pascale Piolino, Bénédicte Giffard, Fausto Viader, Vincent de la Sayette, Jean-Claude Baron, and Béatrice Desgranges. "'In the Course of Time': A PET study of the Cerebral Substrates of Autobiographical Amnesia in Alzheimer's Disease." *Brain* 127, no. 7 (July 2004): 1549–60. https://doi.org/10.1093/brain/awh166.

Farr, Evan H. "Robin Williams Would Have Been 70 This Year—What We Now Know about His Lewy Body Dementia." *Elder Law & Estate Planning News* (blog), July 21, 2021. https://www.farrlawfirm.com/dementia/robin-williams-would-have-been-70-this-year-what-wenow-know-about-his-lewy-body-dementia/.

Fisher Center for Alzheimer's Research Foundation. "Vision Loss May Increase Dementia Risk." November 22, 2021. https://www.alzinfo. org/articles/diagnosis/vision-loss-may-increase-dementia-risk/.

Ford, Lucie. "Chris Memsworth to Take a Step Back from Acting after Discovering Alzheimer's Risk." *GQ*, November 21, 2022. https://www. gq-magazine.co.uk/culture/article/chris-hemsworth-alzheimers.

Foster, Russell. "Stop Listening to Sleep Experts." *Wired*, December 22, 2022. https://www.wired.com/story/sleep-health-science/.

Friedman, Richard A. "Ask a Doctor: How Does Marijuana Affect the Adolescent Brain?" *Washington Post*, January 30, 2023. https://www. washingtonpost.com/wellness/2023/01/30/marijuana-adolescent-brain-development/.

George, Judy. "Cognition Boosted by Thinking Positively abouit Aging: Adults with Mild Cognitive Impairment More Likely to Recover if They Held Positive Age Beliefs." MedPage Today (website), April 12, 2023. https://www.medpagetoday.com/neurology/generalneurology/103974.

———. "Dementia Risk Higher for Elite Soccer Players: Is Heading the Ball to Blame?" MedPage Today (website), March 16, 2023. https://www. medpagetoday.com/neurology/dementia/103563.

———. "Dementia Risk May Rise as Air Quality Worsens: Findings Highlight the Importance of Limiting Particulate Matter Pollution." MedPage Today (website), April 5, 2023. https://www.medpagetoday. com/neurology/dementia/103884.

———. "Memory Decline Tied to Lifestyle Factors: Healthy LIfestyle Slowed Memory Loss, Even in APOE4 Carriers." MedPage Today (website), January 25, 2023. https://www.medpagetoday.com/neurology/ alzheimersdisease/102811.

———. "NFL Concussion Symptoms Tied to Cognitive Function Decades Later: Players with Concussion Symptoms Performed Worse on Cognitive Tests as They Aged." MedPage Today (website), March 3, 2023. https://www.medpagetoday.com/neurology/headtrauma/103387.

————. "What Happens When Patients Learn about Their Alzheimer's Status?" MedPage Today (website), January 13, 2023. https://www. medpagetoday.com/neurology/alzheimersdisease/102642.

Ghose, Tia. "Robin Williams' Death: What Is Lewy Body Dementia?" Live Science (website), November 3, 2015. https://www.livescience. com/52682-what-is-lewy-body-dementia.html.

Graham, Judith. "A Potential Connection between Dementia and Air Pollution." *Washington Post*, September 19, 2022. https://www.washingtonpost.com/ health/2022/09/19/dementia-pollution-connection/.

Gray, Lauren. "Robin Williams' Wife Reveals the Heartbreaking Symptom He Hid from Her." Yahoo!, June 16, 2022. https://www.yahoo. com/now/robin-williams-wife-reveals-heartbreaking-120419320. html.

Grodstein Francine, Sue E. Leurgans, Ana W. Capuano, Julie A. Schneider, David A. Bennett. "Trends in Postmortem Neurodegenerative and Cerebrovascular Neuropathologies Over 25 Years." *JAMA Neurol.* 2023; 80(4): 370–376. https://doi:10.1001/jamaneurol.2022.5416.

Gudden, Jip, Alejandro Arias Vasquez, and Mirjam Bloemendaal. "The Effects of Intermittent Fasting and Brain and Cognitive Function." *Nutrients* 13, no. 9 (September 10, 2021): 3166. https://doi.org/10.3390/ nu13093166.

Gunnars, Kris. "The 11 Most Nutrient-Dense Foods on the Planet." Healthline (website), February 23, 2023. https://www.healthline.com/ nutrition/11-most-nutrient-dense-foods-on-the-planet#The- bottom-line.

Hailstone, Jamie. "How Air Pollution Can Impact the Mind, Not Just the Lungs." *Forbes*, January 30, 2023. https://www.forbes.com/sites/

jamiehailstone/2023/01/30/how-cleaner-air-can-impact-the-mind-not-just-the-lungs/?sh=3d62d3c45d43.

Harvard Health Publishing. "The Benefits of Napping." Healthbeat (blog), May 8, 2012. https://www.health.harvard.edu/healthbeat/the-benefits-of-napping.

———. "The Effects of Marijuana on Your Memory." *Mind & Mood* (blog), November 16, 2021. https://www.health.harvard.edu/mind-and-mood/the-effects-of-marijuana-on-your-memory.

Holland, Kimberly. "What to Expect from Marijuana Withdrawal." Healthline (website), January 17, 2023. https://www.healthline.com/health/marijuana-withdrawal.

Hoosmand, Babak, and Miia Kivipelto. "Antioxidants and Dementia: More Than Meets the Eye." *Neurology* 98, no. 21 (May 24, 2022): 871–72. https://doi.org/10.1212/WNL.0000000000200718.

Janssen, Steve M., David C. Rubin, and Martin A. Conway. "The Reminiscence Bump in the Temporal Distribution of the Best Football Players of All Time: Pelé, Cruijff or Maradona?" *Quarterly Journal of Experimental Psychology* 65, no. 1 (2012): 165–78. https://doi.org/10.1080/17470218.2011.606372.

Kelly, Debra. "10 Unsettling Tales of Sensory Deprivation." Listverse, July 3, 2015. https://listverse.com/2015/07/03/10-unsettling-tales-of-sensory-deprivation/.

Kiper, Dasha. "Dinner with Proust: How Alzheimer's Caregivers Are Pulled into Their Patients' Worlds." *The Guardian*, February 28, 2023. https://www.theguardian.com/society/2023/feb/28/dinner-with-proust-how-alzheimers-caregivers-are-pulled-into-their-patients-worlds.

———. *Travelers to Unimaginable Lands: Stories of Dementia, the Caregiver, and the Human Brain*. New York: Random House, 2023.

Kreimer, Susan. "Hearing Restorative Devices May Have a Beneficial Effect on Cognition." *Neurology Today* 23, no. 2 (January 19, 2023): 1–23. https://doi.org/10.1097/01.nt.0000919240.90683.2c.

Lanese, Nicoletta. "Does the Mediterranean Diet Reduce Dementia Risk? 20-Year Study Hints No." Live Science (website), last modified November 3, 2022. https://www.livescience.com/mediterranean-diet-same-dementia-risk-study.

Linszen, M. M. J., G. A. van Zanten, R. J. Teunisse, R. M. Brouwer, P. Scheltens, and I. E. Sommer. "Auditory Hallucinations in Adults with Hearing Impairment: A Large Prevalence Study." *Psychological Medicine* 49, no. 1 (2019): 132–39. https://doi.org/10.1017/s0033291718000594.

Livingston, Gill, Jonathan Huntley, Andrew Sommerland, David Ames, Clive Ballard, Sube Banerjee, Carol Brayne, Alistair Burns, Jiska Cohen-Mansfield, Claudia Cooper, Sergi G. Costafreda, Amit Dias, Nick Fox, Laura N. Gitlin, Robert Howard, Helen C. Kales, Mika Kivimäki, Eric. B. Larson, Adesola Ogunniyi, Vasiliki Ortega, Karen Ritchie, Kenneth Rockwood, Elizabeth Sampson, Quincy Samus, Lon S. Schneider, Geir, Selbæk, Linda Teri, and Naaheed Mukadam. "Dementia Prevention, Intervention, and Care: 2020 Report of the Lancet Commission." *The Lancet* 396, no. 10248 (August 8, 2020): 413–46. https://doi.org/10.1016/S0140-6736(20)30367-6.

Lomborg, Bjorn. "Climate Change and the Lancet's 'Heat Death' Deception." *Wall Street Journal*, op-ed, November 4, 2022. https://www.wsj.com/articles/the-lancets-heat-death-deception-united-nations-cop-27-cold-study-population-growth-technology-energy-climate-11667580996?mod=article_inline.

Lovato, Nicole, and Leon Lack. "The Effects of Napping on Cognitive Functioning." *Progress in Brain Research* 185 (2010): 155–66. https://doi.org/10.1016/B978-0-444-53702-7.00009-9.

Low, Lee-Fay, and Farah Purwaningrum. "Negative Stereotypes, Fear and Social Distance: A Systematic Review of Depictions of Dementia in Popular Culture in the Context of Stigma." *BioMed Central Geriatrics* 20, no. 1 (November 17, 2020): 477. https://doi.org/10.1186/s12877-020-01754-x.

MacKeen, Dawn. "Worrying if Alzheimer's Will Arrive." *New York Times*, August 16, 2022.

Marcus, Gregory M., David G. Rosenthal, Gregory Nah, Eric Vittinghoff, Christina Fang, Kelsey Ogomori, Sean Joyce, Defne Yilmaz, Vivian Yang, Tara Kessedjian, Emily Wilson, Michelle Yang, Kathleen Chang, Grace Wall, and Jeffrey E. Olgin. "Acute Effects of Coffee Consumption on Health among Ambulatory Adults." *New England Journal of Medicine* 388 (2023): 1092–1100. https://doi.org/10.1056/nejmoa2204737.

Matsushita, Nana, Yuta Nakanishi, Yumi Watanabe, Kaori Kitamura, Keiko Kabasawa, Akemi Takahashi, Toshiko Saito, Ryosaku Komayashi, Ribeka Tekachi, Rieko Oshiki, Shoichiro Tsugane, Masayuki Iki, Ayako Sasaki, Osamu Yamazaki, Kei Watanabe, and Kazutoshi Nakamura. "Association of Coffee, Green Tea, and Caffeine with the Risk of Dementia in Older Japanese People." *Journal of the American Geriatrics Society* 69, no. 12 (December 2021): 3529–44. https://doi.org/10.1111/jgs.17407.

Mailman School of Public Health. "Calorie Restriction Slows Pace of Aging in Healthy Adults." Columbia University, February 9, 2023. https://www.publichealth.columbia.edu/news/calorie-restriction-slows-pace-aging-healthy-adults.

McGinley, Laurie. "Alzheimer's Drug Sparks Emotional Battle as FDA Nears Deadline on Whether to Approve." *Washington Post*, May 31, 2021. https://www.washingtonpost.com/health/2021/05/31/new-alzheimers-drug/.

McIntosh, Steven. "Chris Hemsworth: Alzheimer's Risk Prompts Actor

to Take Acting Break." BBC News, November 21, 2022. https://www.
bbc.com/news/entertainment-arts-63668310.

———. "Is It Alzheimer's? Families Want to Know, and Blood
Tests May Offer Answers." *Washington Post*, November 17, 2022.
https://www.washingtonpost.com/health/2022/11/17/alzheimers-
blood-test-research-treatment/?itid=sr_2.

McNeill, Bridgette. "Drinking 2 or More Cups of Coffee Daily May
Double Risk of Heart Death in People with Severe Hypertension."
American Heart Association, press release, December 21, 2022. https://
newsroom.heart.org/news/drinking-2-or-more-cups-of-coffee-daily-
may-double-risk-of-heart-death-in-people-with-severe-hypertension.

Mitchell, Richard. "Is Physical Activity in Natural Environments Better
for Mental Health Than Physical Activity in Other Environments?"
Social Science & Medicine 91 (August 2013): 130–34. https://doi.
org/10.1016/j.socscimed.2012.04.012.

Mortimer, James A. "The Nun Study: Risk Factors for Pathology and
Clinical-Pathologic Correlations." *Current Alzheimer Research* 9, no. 6
(July 2012): 621–27. https://doi.org/10.2174/156720512801322546.

National Academies of Sciences, Engineering, and Medicine. *Social
Isolation and Loneliness in Older Adults: Opportunities for the Health Care
System.* Washington, DC: National Academies Press, 2020.

National Institute on Aging. "Take Care of Your Senses: The Science
behind Sensory Loss and Dementia Risk." National Institutes of
Health, January 10, 2023. https://www.nia.nih.gov/news/take-care-
your-senses-science-behind-sensory-loss-and-dementia-risk.

———. "What Are Marijuana's Long-Term Effects on the Brain?"
National Institutes of Health, April 17, 2023. https://nida.nih.gov/
publications/research-reports/marijuana/what-are-marijuanas-
long-term-effects-brain.

National Institute on Drug Abuse. "How Does Marijuana Use Affect School, Work, and Social Life?" National Institutes of Health, April 17, 2023. https://nida.nih.gov/publications/research-reports/marijuana/how-does-marijuana-use-affect-school-work-social-life.

Onishi, Norimitsu. "'It's Our Central Park': Uproar Rises over Location of New Toronto Homes." New York Times, February 5, 2023. https://www.nytimes.com/2023/02/05/world/canada/toronto-greenbelt-development-homes.html.

Osorio, Lolita. "Long-Term Cannabis Use Linked to Dementia Risk Factors." Mescape, April 14, 2022. https://www.medscape.com/viewarticle/972160.

O'Sullivan, Kevin. "Workplace Quality: Is 99.9% Good Enough?" Knowledge Compass (website), April 1, 2018. https://knowledgecompass.com/workplace-quality-is-99-9-good-enough/.

Oudin, Anna, Bertil Forsberg, Annelie Nordin Adolfsson, Nina Lind, Lars Modig, Maria Nordin, Steven Nordin, Rolf Adolfsson, and Lars-Göran Nilsson. "Traffic-Related Air Pollution and Dementia Incidence in Northern Sweden: A Longitudinal Study." *Environmental Health Perspectives* 124, no. 3 (March 2016): 306–12. https://doi.org/10.1289/ehp.1408322.

Paik, Ji-Sun, Minji Ha, Youn Hea Jung, Gee-Hyun Kim, Kyung-Do Han, Hyun-Seung Kim, Dong Hui Lim, and Kyung-Sun Na. "Low Vision and the Risk of Dementia: A Nationwide Population-Based Cohort Study." *Scientific Reports* 10 (June 2020): https://doi.org/10.1038/s41598-020-66002-z.

Pang, Linda. "Hallucinations Experienced by Visually Impaired: Charles Bonnet Syndrome." *Optometry and Vision Science* 93, no. 12 (December 2016): 1466–78. https://10.1097/opx.0000000000000959.

Petersen, Ronald C., Paul S. Aisen, J. Scott Andrews, Alireza Atri, Brandy

R. Matthews, Dorene M. Rentz, Eric R. Siemers, Christopher J. Weber, and Maria Carrillo. "Expectations and Clinical Meaningfulness of Radomized Controlled Trials." *Alzheimer's & Dementia* (February 7, 2023): https://doi.org/10.1002/alz.12959.

Peterson Colin J. "99.9% Is Good Enough? Sure. Until It Isn't." JIT Outsource, October 15, 2018. https://www.jitoutsource.com/99-9-is-good-enough-sure-until-it-isnt/

Phillips, Matthew C. L. "Fasting as a Therapy in Neurological Disease." *Nutrients* 11, no. 10 (October 2019): 2501. https://doi.org/10.3390/nu11102501.

Rathbone, Clare J., and Chris J. A. Moulin. "Measuring Autobiographical Fluency in the Self-Memory System." *Quarterly Journal of Experimental Psychology* 67, no. 9 (2014): 1661–67. https://doi.org/10.1080/174702 18.2014.913069.

Rauch, Kate. "Alzheimer's Disease, Dementia and the Eye." American Academy of Ophthalmology, July 26, 2022. https://www.aao.org/eye-health/diseases/alzheimers-disease-dementia-eye.

Reed, Nicholas, and Frank Lin. "New Study Links Hearing Loss with Dementia in Older Adults." Johns Hopkins Bloomberg School of Public Health, January 10, 2023. https://publichealth.jhu.edu/2023/new-study-links-hearing-loss-with-dementia-in-older-adults.

Rees, Matthew. "No First Helpings." Review of *The Oldest Cure in the World: Adventures in the Art and Science of Fasting*, by Steve Hendricks. *Wall Street Journal*, October 6, 2022. https://www.wsj.com/articles/the-oldest-cure-in-the-world-review-no-first-helpings-11665091241.

Robbins, Rebecca. "How Lewy Body Dementia Gripped Robin Williams." *Scientific American*, September 30, 2016. https://www.scientific american.com/article/how-lewy-body-dementia-gripped-robin-williams1/.

Rukovets, Olga. "Social Isolation Is Associated with Future Dementia Risk, New Analysis Finds." *Neurology Today* 22, no. 12 (June 16, 2022): 1–31. https://doi.org/10.1097/01.nt.0000840592.26578.1c.

Sabia, Séverine, Aurore Fayosse, Julien Dumurgier, Alexis Schnitzler, Jean-Philipe Empana, Klaus P. Ebmier, Aline Dugravot, Mika Kivimäki, and Archana Singh-Manoux. "Association of Ideal Cardiovascular Health at Age 50 with Incidence of Dementia: 25 Year Follow-Up of Whitehall II Cohort Study." *British Medical Journal* 366 (2019): 14414. https://doi.org/10.1136/bmj.14414.

Salk Institute. "Deteriorating Neurons Are Source of Human Brain Inflammation in Alzheimer's Disease." News release. December 1, 2022. https://www.salk.edu/news-release/deteriorating-neurons-are-source-of-human-brain-inflammation-in-alzheimers-disease/.

Sauer, Alissa. "What Nuns Are Teaching Us about Alzheimer's." *Our Blog*. Alzheimers.net, n.d. https://www.alzheimers.net/1-09-17-what-nuns-are-teaching-us-about-alzheimers.

Schnaider Beeri, Michal, and Anelyssa D'Abreu. "A Lifelong Perspective for Cognitive Health in Old Age." *Neurology* 99, no. 12 (September 20, 2022): 497–98. https://doi.org/10.1212/wnl.0000000000201069.

Shah, Soleil, Hayden Rooke-Ley, and Erin C. Fuse Brown. "Corporate Investors in Primary Care—Profits, Progress, and Pitfalls." *New England Journal of Medicine* 388 (January 12, 2023): 99–101. https://doi.org/10.1056/nejmp2212841.

Shaw, Gina. "Allergic Disease Linked to Increased Risk of Dementia in Largest Study to Date." *Neurology Today* 22, no. 21 (November 3, 2022): 1–17. https://doi.org/10.1097/01.nt.0000899528.08121.4d.

———. "Dementia and Suicide Risk: Early-Onset Patients, New Diagnoses, and Those with Psychiatric Illness Most at Risk." *Neurology Today* 22, no. 22 (November 17, 2022): https://doi.org/10.1097/01.

nt.0000904328.85272.9c.

Shen, Chun, Barbara J. Sahakian, and Jiling Feng. "Author Response: Associations of Social Isolation and Loneliness with Later Dementia." *Neurology* 99, no. 22 (November 2022): 1013. https://doi.org/10.1212/wnl.0000000000201562.

Short, Elizabeth. "Recreational Cannabis Use a Negative for Adolescent Mental Health." Medpage Today (website), May 4, 2023. https://www.medpagetoday.com/pulmonology/smoking/104343.

Snowdon, David A. "Aging and Alzheimer's Disease: Lessons from the Nun Study." *The Gerontologist* 37, no. 2 (April 1997): 150–56. https://doi.org/10.1093/geront/37.2.150.

———. "Healthy Aging and Dementia: Findings from the Nun Study." Pt. 2. *Annals of Internal Medicine* 139, no. 5 (September 2, 2003): 450–54. https://doi.org/10.7326/0003-4819-139-5_part_2-200309021-00014.

Snowdon, David A., L. H. Greiner, and W. R. Markesberry. "Linguistic Ability in Early Life and the Neuropathology of Alzheimer's Disease and Cerebrovascular Disease. Findings from the Nun Study." *Annals of the New York Academy of Sciences* 903 (April 2000): 34–38. https://doi.org/10.1111/j.1749-6632.2000.tb06347.x.

Stine-Morrow, Elizabeth A., Giavanna S. McCall, Ilber Manavbasi, Shukhan Ng, Daniel A. Llano, and Aron K. Barbey. "The Effects of Sustained Literacy Engagement on Cognition and Sentence Processing among Older Adults." *Frontiers in Psychology* 13 (July 11, 2022): https://doi.org/10.3389/fpsyg.2022.923795.

Strikwerda-Brown, Sherie. "Psychological Well-Being: A New Target for Dementia Prevention?" *Neurology* 99, no. 13 (September 27, 2022): https://doi.org/10.1212/wnl.0000000000201110.

Suemoto, Claudia K., Naaheed Mukadam, Sonia M. D. Brucki, Paulo Caramelli, Ricardo Nitrini, Jerson Laks, Gill Livingston, and Cleusa P.

Ferri. "Risk Factors for Dementia in Brazil: Differences by Region and Race." *Alzheimer's & Dementia* 19, no. 5 (May 2023): 1849–57. https:// doi.org/10.1002/alz.12820.

Swift Yasgur, Batya. "Impaired Vision an Overlooked Dementia Risk Factor." Medscape, April 27, 2022. https://www.medscape.com/ viewarticle/972865.

Wainer, David. "Lack of Optimism for Alzheimer's Trials Means There's Little to Lose." *Wall Street Journal*, September 14, 2022. https://www. wsj.com/articles/lack-of-optimism-for-alzheimers-trials-means-theres-little-to-lose-11663121287.

Waldinger, Robert, and Marc Schulz. "The Real Secret of Lifelong Fulfillment." *Wall Street Journal*, January 14–15, 2023. https://www.wsj. com/story/the-real-secret-of-lifelong-fulfillment-6c1d026a.

Walker, Joseph. "New Alzheimer's Drug Shows Positive Results but Side Effects." *Wall Street Journal*, November 29, 2022. https://www.wsj. com/articles/new-alzheimers-drug-shows-positive-results-but-side-effects-11669766449.

Wall Street Journal. "No Country for Alzheimer's Patients." Editorial, March 2, 2023. https://www.wsj.com/articles/biden-administration-alzheimers-treatments-aduhelm-centers-for-medicare-and-medicaid-services-33b6a833.

Weisman, Avery D., and Thomas P. Hackett. "Psychosis after Eye Surgery — Establishment of a Specific Doctor-Patient Relation in the Prevention and Treatment of Black-Patch Delirium." June 26, 1958: *New England Journal of Medicine* 1958; 258: 1284–1289. https://doi. org/10.1056/NEJM195806262582602.

Whalley, Lawrence. "The Cognitive Costs of Social Isolation." *Neurology* 99, no. 2 (June 8, 2022): 47–48. https://doi.org/10.1212/ wnl.0000000000200813.

Whitlock Burton, Kelli. "Residential Green Space Linked to Better Cognitive Function." Medscape, May 5, 2022. https://www.medscape.com/viewarticle/973479.

Wnuk, Alexis. "How Does Fasting Affect the Brain?" BrainFacts (website), July 13, 2018. https://www.brainfacts.org/thinking-sensing-and-behaving/diet-and-lifestyle/2018/how-does-fasting-affect-the-brain-071318.

———. "What the Brain of a 104-Year-Old Nun Taught Us about Vascular Dementia." BrainFacts (website), May 14, 2020. https://www.brainfacts.org/diseases-and-disorders/neurodegenerative-disorders/2020/what-the-brain-of-a-104-year-old-nun-taught-us-about-vascular-dementia-051420.

Xie, Echo. "Chinese Brain Researchers Find Evolutionary Clue in Elderly Who Stay Sharp and Have Higher Quality of Life in Old Age." South China Morning Post, November 25, 2022. https://www.scmp.com/news/china/science/article/3200943/chinese-brain-researchers-find-evolutionary-clue-elderly-who-stay-sharp-and-have-higher-quality-life.